Stephanie Speer

Transmembrandomänen des P2X1-Rezeptors: Trimerbildung & Funktion

Stephanie Speer

Transmembrandomänen des P2X1-Rezeptors: Trimerbildung & Funktion

Die Rolle der Transmembrandomänen für die Assemblierung und die Kationenkanal-Funktion des P2X1-Rezeptors

Südwestdeutscher Verlag für Hochschulschriften

Impressum/Imprint (nur für Deutschland/only for Germany)
Bibliografische Information der Deutschen Nationalbibliothek: Die Deutsche Nationalbibliothek verzeichnet diese Publikation in der Deutschen Nationalbibliografie; detaillierte bibliografische Daten sind im Internet über http://dnb.d-nb.de abrufbar.
Alle in diesem Buch genannten Marken und Produktnamen unterliegen warenzeichen-, marken- oder patentrechtlichem Schutz bzw. sind Warenzeichen oder eingetragene Warenzeichen der jeweiligen Inhaber. Die Wiedergabe von Marken, Produktnamen, Gebrauchsnamen, Handelsnamen, Warenbezeichnungen u.s.w. in diesem Werk berechtigt auch ohne besondere Kennzeichnung nicht zu der Annahme, dass solche Namen im Sinne der Warenzeichen- und Markenschutzgesetzgebung als frei zu betrachten wären und daher von jedermann benutzt werden dürften.

Coverbild: www.ingimage.com

Verlag: Südwestdeutscher Verlag für Hochschulschriften GmbH & Co. KG
Heinrich-Böcking-Str. 6-8, 66121 Saarbrücken, Deutschland
Telefon +49 681 37 20 271-1, Telefax +49 681 37 20 271-0
Email: info@svh-verlag.de

Zugl.: Aachen, RWTH, Diss, 2010

Herstellung in Deutschland:
Schaltungsdienst Lange o.H.G., Berlin
Books on Demand GmbH, Norderstedt
Reha GmbH, Saarbrücken
Amazon Distribution GmbH, Leipzig
ISBN: 978-3-8381-3195-5

Imprint (only for USA, GB)
Bibliographic information published by the Deutsche Nationalbibliothek: The Deutsche Nationalbibliothek lists this publication in the Deutsche Nationalbibliografie; detailed bibliographic data are available in the Internet at http://dnb.d-nb.de.
Any brand names and product names mentioned in this book are subject to trademark, brand or patent protection and are trademarks or registered trademarks of their respective holders. The use of brand names, product names, common names, trade names, product descriptions etc. even without a particular marking in this works is in no way to be construed to mean that such names may be regarded as unrestricted in respect of trademark and brand protection legislation and could thus be used by anyone.

Cover image: www.ingimage.com

Publisher: Südwestdeutscher Verlag für Hochschulschriften GmbH & Co. KG
Heinrich-Böcking-Str. 6-8, 66121 Saarbrücken, Germany
Phone +49 681 37 20 271-1, Fax +49 681 37 20 271-0
Email: info@svh-verlag.de

Printed in the U.S.A.
Printed in the U.K. by (see last page)
ISBN: 978-3-8381-3195-5

Copyright © 2012 by the author and Südwestdeutscher Verlag für Hochschulschriften GmbH & Co. KG and licensors
All rights reserved. Saarbrücken 2012

Inhaltsverzeichnis

1. **Einleitung**   1
   1.1. Ligandengesteuerte Ionenkanäle allgemein 1
   1.2. Die Familie der P-Rezeptoren 3
   1.3. P1 und P2 3
   1.4. Eigenschaften der P2X-Rezeptoren 4
      1.4.1. Lokalisation und Funktion 4
      1.4.2. Isoformen 5
      1.4.3. Topologie 6
      1.4.4. Transmembranregionen (TMRs) 8
      1.4.5. Quartärstruktur und Assemblierung 8
   1.5. Zielsetzung der Arbeit 9

2. **Material und Methoden**   13
   2.1. Modifikation von cDNA-Konstrukten 13
      2.1.1. Gewinnung und Behandlung des Plasmidvektors 13
      2.1.2. Modifikation durch gerichtete Mutagenese 13
   2.2. cRNA-Synthese 14
   2.3. cRNA-Expression in *Xenopus-Oozyten* 15
      2.3.1. Herkunft und Haltung der Versuchstiere 15
      2.3.2. Präparation des Ovars 16
      2.3.3. Behandlung der *Xenopus-Oozyten* 16
      2.3.4. Injektion von cRNA in *Xenopus-Oozyten* 16
   2.4. Proteinchemische Methoden 17
      2.4.1. Metabolische Markierung durch L-$[^{35}\text{-S}]$-Methionin 17
      2.4.2. Proteinaufreinigung mittels Ni^{2+}-Chelatchromatographie 17
   2.5. Auftrennung der Proteine mittels PAGE 19
      2.5.1. Vorbereitung der Proben für die SDS-PAGE 19
      2.5.2. Vorbereitung der Proben für die BN-PAGE 19

Inhaltsverzeichnis

    2.5.3. Deglykosylierung und Vorbereitung der Proben für die Tricin-PAGE 20
    2.5.4. SDS-PAGE 20
    2.5.5. BN-PAGE 21
    2.5.6. Tricin-PAGE 21
2.6. Durchführung der 1D-Gelelektrophorese 22
2.7. Zwei-Elektroden-Spannungsklemme an *Xenopus-laevis-Oozyten* 23

3. Ergebnisse   27

3.1. Systematik der Experimente 27
    3.1.1. Vorstellung der Konstrukte 27
    3.1.2. Zusammenfassung der experimentellen Vorgehensweise 27
3.2. Alanin-Scanning der TMR I 28
    3.2.1. Proteinchemische Charakterisierung 28
    3.2.2. ER-Export / Deglykosylierung 30
    3.2.3. Elektrophysiologische Ergebnisse 35
3.3. Alanin-Scanning der TMR II 36
    3.3.1. Proteinchemische Charakterisierung 36
    3.3.2. Elektrophysiologische Ergebnisse 36

4. Diskussion   39

4.1. Einleitung 39
4.2. Diskussion der Methodik 39
    4.2.1. Beeinflussung der Proteinbiosynthese 39
    4.2.2. Beeinflussung der elektrophysiologischen Aktivität 40
4.3. Diskussion der Ergebnisaspekte und Ausblick 41
    4.3.1. Einbau in die Zelloberfläche 41
    4.3.2. Assemblierung der Monomere zu Trimeren 42
    4.3.3. ATP-Bindungsstelle 43
    4.3.4. Öffnungsfähigkeit/*Gating* 44

5. Zusammenfassung   49

Anhang   51

A. Verwendete Medien und Puffer   **53**

B. Verzeichnis der Bezugsfirmen 57

C. Abkürzungsverzeichnis 59

D. Literaturverzeichnis 61

E. Danksagung 77

F. Erklärung zur Datenaufbewahrung 79

Abbildungsverzeichnis

1.1. Zeitliche Einordnung der Entdeckung der verschiedenen Typen ligandengesteuerter Ionenkanäle (*Ligand gated Ion Channel* = *LGICs*). 5
1.2. Topologie der Monomere einzelner *LGICs* 10
1.3. Topologie einer rP2X1-Untereinheit 12

2.1. Zwei-Elektroden-Spannungsklemme 25

3.1. Expression und Trimerbildung der TMR I-Alanin-Mutanten 32
3.2. Expression und Trimerbildung der TMR I-Alanin-/ Leucin-Mutanten . . . 33
3.3. N-Glykosylierungszustand der TMR I-Alanin-Mutanten 34
3.4. Elektrophysiologische Funktion der TMR I-Mutanten 35
3.5. Expression und Trimerbildung der TMR II-Mutanten 37
3.6. Elektrophysiologische Funktion der TMR II-Mutanten 38

4.1. Röntgenkristallstruktur des Zebrafisch-P2X4-Rezeptors 47

Tabellenverzeichnis

1.1. Lokalisation von P2X-Rezeptoren im Organismus 6
1.2. Alignment der P2X-Isoformen 11
2.1. Übersicht über die DNA-Konstrukte 15
3.1. Übersicht über die erzeugten rP2X1-Konstrukte 28
A.1. Medien zur Inkubation von *Xenopus-Oozyten* 53
A.2. Phosphatpuffer 53
A.3. Konzentration der Detergenzien zur Aufarbeitung und Elution 53
A.4. Homogenisierungspuffer 54
A.5. Inkubationspuffer 54
A.6. Waschpuffer 54
A.7. Zusammensetzung SDS-PAGE-Gele 55
A.8. Zusammensetzung BN-PAGE-Gele 55
A.9. Zusammensetzung Tricin-PAGE-Gele 56
A.10. Zusammensetzung des Gelpuffers 56

1. Einleitung

1.1. Ligandengesteuerte Ionenkanäle allgemein

Die lipophile Zellmembran, welche jede Zelle umgibt, besitzt die Rolle einer natürlichen Barriere, welche das intrazelluläre Milieu gegenüber dem extrazellulären elektrisch wie chemisch abgrenzt. Ein ungehinderter Ein- und Ausstrom von Ionen wird so effektiv verhindert. Die Übertragung elektrochemischer Informationen über die Grenze der Zellmembranen hinweg ist jedoch essentieller Bestandteil zellulären Lebens. Um eine solche Signaltransduktion zu erreichen, gibt es verschiedene Systeme. Von diesen stellen die Ionenkanäle nur eine Form dar. Man unterscheidet ligandengesteuerte, spannungsabhängige sowie mechanosensitive Kanäle.

Bei den ligandengesteuerten Ionenkanälen (*Ligand gated Ion Channels* = *LGICs*) erfolgt die elektrochemische Informationsübertragung über die extrazelluläre Bindung eines Liganden, welche eine Änderung der molekularen Konformation zur Folge hat. Da ein *LGIC* ein die Zellmembran durchspannendes Kanalprotein ist, führt diese Strukturänderung zur Öffnung einer intrinsischen, Wasser gefüllten Pore, durch welche so bestimmte Ionen entlang ihres elektrochemischen Gradienten fließen können.

Anhand der Aminosäuresequenz, sowie der Art, die Zellmembran zu durchspannen, werden bis dato acht Klassen von *LGICs* unterschieden [Fredholm et al. 2001, Humphrey/IUPHAR 1998]. Von diesen möchte ich die ersten vier erläutern um die Systematik zu veranschaulichen. Die Klassifikation der restlichen Gruppen unterliegt noch forschungsbedingten Veränderungen: Zum Ersten die Klasse der *Cys-loop*-Rezeptoren, bzw. der nikotinischen Acetylcholinrezeptoren (nAChR), welche die ionotropen Rezeptoren für Acetylcholin, 5-Hydroxytryptamin ($5HT_3$/Serotonin), Glycin und GABA einschließt. Auffällige Gemeinsamkeit dieser sowohl kationen- (nACh-Rezeptor, $5HT_3$-Rezeptor) als auch anionenselektiven (Glycin-Rezeptor, GABA-Rezeptor) Rezeptorklasse sind zwei stets vorhandene Cysteinreste in der extrazellulären N-terminalen Ektodomäne. Diese bilden über eine Disulfidbrücke eine Schleife aus 13 Aminosäuren, die sogenannte *Cys-loop*, welche der Gruppe ihren Namen gegeben hat [Dani & Mayer 1995] (vgl.

1. Einleitung

auch IUPHAR-Gruppe 1.1). Zweitens die Klasse der kationischen Glutamatrezeptoren, zu welcher die AMPA (α-amino-3-hydroxyl-5-methyl-4-isoxazol-Propionat), die NMDA (N-methyl-D-Aspartat) und die Kainat-Rezeptoren zählen. Die Untereinheiten dieser Rezeptoren weisen, ähnlich der *Cys-loop*-Klasse, vier hydrophobe Domänen auf, von denen jedoch nur die erste, dritte und vierte Transmembrandomänen sind. Die zweite Domäne wird als *Reentry-loop* bezeichnet (vgl. IUPHAR-Gruppe 1.2). Folgend existiert als dritte Klasse die Purin- und Pyrimidin-gesteuerte P2-Rezeptorklasse, welche durch die Agonisten ATP, ADP, UTP und UDP aktiviert wird (vgl. IUPHAR-Gruppe 1.3). Die P2X-Rezeptoren bilden in dieser Familie wiederum eine Unterfamilie, die der "mit epithelialen Na^+-Kanälen verwandten, nicht-Peptid-gesteuerten" Rezeptoren (vgl. IUPHAR-Gruppe 1.4). Eine graphische Darstellung der *LGICs* befindet sich in Abb. 1.1 auf Seite 5 und 1.2 auf Seite 10 [Le Novere et al. 2001]. Auch wenn die *LGIC*-Klassen in ihrer Sequenz keine weiteren Gemeinsamkeiten aufweisen, besitzen sie doch die gleichen Basisstrukturen zur Erfüllung ihrer Aufgabe als Rezeptor und Kanal. So finden sich bei allen Klassen große ligandbindende extrazelluläre Domänen sowie kleine intrazelluläre Abschnitte. Diese sind durch Transmembrandomänen oder auch Transmembranregionen, im Folgenden als TMRs bezeichnet, verbunden, von denen einige die Pore formen. Darüber hinaus sind die *LGICs*, ähnlich den ihnen verwandten spannungsgesteuerten Ionenkanälen, stets aus mehreren Untereinheiten zusammengesetzt, welche in symmetrischer oder pseudosymmetrischer Weise angeordnet sind. Über die genaue dreidimensionale Struktur auch nur einer der Klassen der *LGICs* ist noch wenig bekannt. Die Synthese eines zur Röntgenstrukturanalyse nötigen Kristalls eines intakten Rezeptors war zum Zeitpunkt dieser Doktorarbeit noch nicht realisiert worden. Einzig der an neuromuskulären Endplatten zu findende nAChR ist als *LGIC* strukturell recht gut beschrieben. Seine homologen Untereinheiten bilden eine pentamere, faßförmige Struktur, welche ringförmig den zentralen Ionenkanal umschließt. Die durch die Aktivierung des Kanals bedingte Änderung seiner Form und Struktur konnte elektronenmikroskopisch bei einer Auflösung von 4,6 Å sichtbar gemacht werden [Unwin 2003]. Die atomaren Details der ligandbindenden Domäne wurden durch die Kristallstruktur des löslichen Proteins einer Schnecke, welches homolog zur Extrazellulärdomäne des nAChR ist, entdeckt [Brejc et al. 2001]. Eine ähnliche Homologie konnte für Teile anderer *LGICs* bisher noch nicht gefunden werden.

1.2. Die Familie der P-Rezeptoren

ATP ist grundsätzlich in jeder lebenden Zelle zu finden, stellt es doch unter den organischen Phosphaten im Zellstoffwechsel die Hauptenergiequelle dar [Hinkle & McCarty 1978, Gibson 1982]. Vielleicht haben einige Organismen aus diesem Grund spezielle Zelloberflächenrezeptoren entwickelt, um ATP, welches nach extrazellulär gelangt ist, aufzuspüren. Diese Rezeptoren wurden in ihrer Gesamtheit P2-Rezeptoren genannt, da ihr natürlicher Agonist ein Purin (ATP, ADP) oder ein Pyrimidin (UTP, UDP) ist. Der Index 2 grenzt sie von den P1-Rezeptoren ab, welche von einem anderen allgegenwärtigen Purin, dem Adenosin, aktiviert werden [Burnstock & Kennedy 1985, Fredholm et al. 1994].

1.3. P1 und P2

Schon in den dreißiger Jahren des letzten Jahrhunderts vermutete man die Existenz unterschiedlicher Klassen von P-Rezeptoren [Gillespie 1934]. So wurde festgestellt, dass ATP und Adenosin sich in ihren biologischen Wirkungen unterscheiden. 1976 postulierte Burnstock als erster die Existenz zweier Klassen von Purin-Rezeptoren und unterschied zwischen den durch Adenosin aktivierten P1- und den ATP-/ADP-sensitiven P2-Rezeptoren [Burnstock 1976]. In den folgenden Jahren wurden weitere Hinweise für die Wirkungsunterschiede der beiden Purine im Gewebe gefunden und die Einteilung untermauert [Ralevic & Burnstock 1998]. Es unterscheiden sich P1- von P2-Rezeptoren nicht nur in der Art ihres spezifischen Agonisten, sondern auch in ihrer Funktion. So handelt es sich bei der P1-Gruppe um G-Protein-gekoppelte Rezeptoren, welche die typische Sieben-Transmembran-Struktur aufweisen (im Weiteren als 7-TM-Rezeptoren bezeichnet, vgl. IUPHAR-Gruppe 2.0). Im Gegensatz dazu kann es sich bei den P2-Rezeptoren, im Fall von P2Y, auch um 7-TM-Rezeptoren handeln, diese sind jedoch im Gegensatz zu Ersteren ionotrop und metabotrop (P2X und P2Y, entsprechend IUPHAR-Gruppen 1.4 und 4.0).

Nach anfänglichen Klassifikationsproblemen, welche auf der Tatsache beruhten, dass einzelne Rezeptorsubtypen nur anhand pharmakologischer Daten differenziert werden konnten, brachte die Klonierung der für verschiedene Subtypen kodierenden cDNAs den entscheidenden Durchbruch. Die P2-Rezeptoren konnten nun auch aufgrund ihrer Aminosäuresequenz unterschieden werden: P2X, welche ihrem Typ nach den Ligandgesteuerten Ionenkanäle entsprechen und G-Protein gekoppelte P2Y-Rezeptoren [Burnstock &

1. Einleitung

Kennedy 1985, Fredholm et al. 1994]. Derzeit sind von P2X sieben und von P2Y acht Isoformen bekannt.

Da diese Rezeptoren in den verschiedensten Geweben im Körper vorkommen, ist die Bandbreite der durch sie gesteuerten Prozesse groß. Infolgedessen sind auch die Pathologien, welche mit Fehlfunktionen dieser Prozesse assoziiert sind von unterschiedlicher Art, wie z. B. diverse Entzündungsprozesse, Bluthochdruck, Blasenschwäche, Diabetes mellitus und verschiedene Schmerzentitäten [Williams & Jarvis 2000, Kennedy et al. 2003, North 2003, Burnstock 2002]. So sind diese Rezeptoren in den letzten Jahren zunehmend ins Interesse der Forschung gerückt, hofft man doch an diesen Schaltstellen Zugang für mögliche Therapieansätze zu finden [Jacobson et al. 2002, Burnstock 2002]. Der Thrombozytenaggregationshemmer Clopidogrel (Iscover, Plavix) ist bisher das einzige Arzneimittel, welches selektiv an einem P2Y-Rezeptor angreift und hat hohen Stellenwert in der antithrombotischen Therapie der koronaren Herzkrankheit in verschiedenen Studien unter Beweis gestellt (CAPRIE-Studie, CURE-Studie).

1.4. Eigenschaften der P2X-Rezeptoren

1.4.1. Lokalisation und Funktion

Die weite Verbreitung von P2-Rezeptoren in den verschiedensten Organgeweben betrifft auch die Klasse der ionotropen P2X-Rezeptoren und wurde bereits erwähnt. Tab. 1.1 auf Seite 6 gibt eine Übersicht über das Auftreten von P2X-Isoformen in nativen Geweben auf der Basis von in-situ-Hybridisierungen.

Aufgrund dieser Vielfalt in Lokalisation und Zellfunktion seien hier nur einige Aufgaben von P2X-Rezeptoren exemplarisch genannt. Die in den letzten Jahren erschienenen Reviews [North 2002, Burnstock 2004, Burnstock 2006a, Burnstock 2007] geben einen umfassenden Überblick über die pathophysiologischen Zusammenhänge und therapeutischen Möglichkeiten, welche im Zusammenhang mit den als Neurotransmitter fungierenden Purinen stehen. So ist beispielsweise bekannt, dass sie als Rezeptoren von Neurotransmittern sowie als Sensoren für lokale Gewebeschäden oder Durchblutungsstörungen dienen [Burnstock & Wood 1996]. Die P2X1-Unterklasse ist vornehmlich in glatter Muskulatur zu finden, wo sie Änderungen im Muskeltonus durch sympathische Innervation steuert [Longhurst et al. 1996, Vulchanova et al. 1996]. P2X-Rezeptoren sind aber auch in großer Anzahl auf Thrombozyten zu finden [Clifford et al. 1998]. Sie können ebenfalls in Gewebekulturzellen vorkommen, z. B. in basophilen Leukämiezellen von Rat-

1.4. Eigenschaften der P2X-Rezeptoren

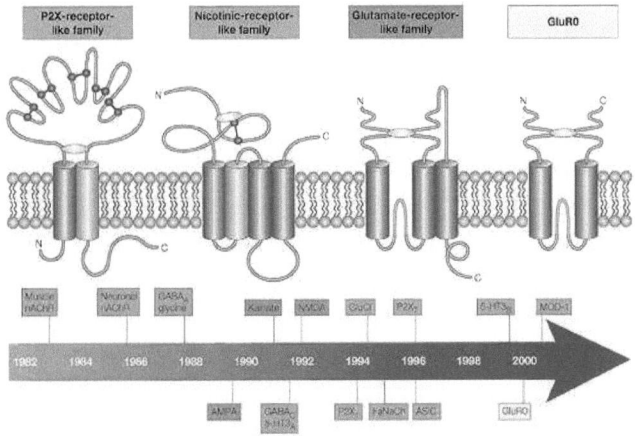

Abbildung 1.1.: Zeitliche Einordnung der Entdeckung der verschiedenen Typen ligandengesteuerter Ionenkanäle (*Ligand gated Ion Channel = LGICs*).

ten [Vulchanova et al. 1996]. Sie spielen eine Rolle in der schnellen synaptischen Reizübertragung [Evans et al. 1992] sowie bei der Regulierung der Freisetzung von Interleukinen [MacKenzie 2001]. Nach dem aktuellen Stand der Forschung besteht großes Interesse an der Entwicklung von Substanzen, welche selektiv auf P2X-Rezeptor-Subtypen wirken. So könnten zum Beispiel P2X1-Rezeptor-spezifische Wirkstoffe die männliche Fertilität regulieren [Mulryan et al. 2000]. P2X3-Rezeptor-Antagonisten wiederum könnten als Schmerzmittel eingesetzt werden [Chen et al. 1995, Lewis et al. 1995] oder die Blasenfunktion regulieren [Cockayne et al. 2000]. Neuere Erkenntnisse teilen P2X4 und P2X7 sogar eine Rolle im Zusammenhang mit neuropsychiatrischen Erkrankungen zu [Burnstock 2008]. Insgesamt sind Purinrezeptoren sowohl an kurzfristigen Vorgängen beteiligt als auch an der langfristigen Steuerung physiologischer Funktionen [Burnstock 2006b].

1.4.2. Isoformen

Die P2X-Familie der Transmitter-gesteuerten Ionenkanäle umfasst sieben Isoformen (P2X1-P2X7), entsprechend der Anzahl der cDNAs, die aus neuralen und anderen Geweben isoliert werden konnten [Buell et al. 1996a, North et al. 1996a]. Die Subtypen sind zwischen 379 und 595 Aminosäuren lang, ihre Aminosäuresequenzen sind zwischen 26 % und 47 %

1. Einleitung

Tabelle 1.1.: Lokalisation von P2X-Rezeptoren im Organismus
Übersicht über das Vorkommen von P2X-Isoformen in verschiedenen nativen Geweben. Als Basis dienten mRNAs der Isoformen, welche in-situ hybridisiert wurden; [Collo et al. 1996]
– =kein Auftreten von P2X; + =geringe Konzentration von P2X; ++ =mittlere Konzentration von P2X; +++ =starke Konzentration von P2X;

Isoform Gewebe	P2X1	P2X2	P2X3	P2X4	P2X5	P2X6	P2X7
Gehirn	–	+	–	+++	–	+++	–
Rückenmark	–	++	–	++	+/–	++	–
Sensorische Ganglien	+	++	+++	++	+/–	++	–
Sympathikus-Ganglien	+	++	–	++	–	++	–
Speicheldrüsen	–	–		+++		–	
Bronchialepithel	–	–	–	+	–	++	
Andere Epithelien	–	–		+++		+++	+
Glatte Muskulatur	+++	–	–	–	–	–	–
Nebennierenmark	–	+	–	–	–	–	–
Immunzellen	+	–		+	–	+	++

identisch. P2X6 hat mit 379 Aminosäuren die kürzeste, P2X7 mit 595 Aminosäuren die längste Untereinheit.

Die Tab. 1.2 auf Seite 11 gibt einen Vergleich der Aminosäuresequenzen aller sieben P2X-Subtypen der Ratte. Dieser Sequenzvergleich wird allgemein als Alignment bezeichnet. In allen Subtypen konservierte Aminosäuren sind mit * gekennzeichnet. Aminosäuren mit ähnlichen physio-chemischen Eigenschaften sind mit : (sehr ähnlich) oder . (ähnlich) gekennzeichnet. Die TMRs sind unterstrichen.

1.4.3. Topologie

Da eine Röntgenkristallstruktur-Analyse eines P2X-Rezeptors erst im Jahre 2009 realisiert wurde, war die Struktur zum Zeitpunkt dieser Doktorarbeit nur indirekt anhand biochemischer, elektrophysioligischer und biophysikalischer Untersuchungen erschlossen. Hierbei fanden sich zwei hydrophobe Sequenzen, welche in ihrer Länge von rund 20 Aminosäuren höchstwahrscheinlich Membran durchquerende Abschnitte darstellen [Valera et al. 1994, Brake et al. 1994, Buell et al. 1996]. Des weiteren weisen die beiden hydrophoben Bereiche typische Merkmale von TMRs auf, wie zum Beispiel aromatische Aminosäuren und ein Prolin kurz vor Beginn des zweiten hydrophoben Bereiches [North 1996].

1.4. Eigenschaften der P2X-Rezeptoren

Das Fehlen einer abspaltbaren Signalsequenz an der N-terminalen Domäne lokalisiert diese, wie auch die dem C-Terminus vorangehende Domäne, auf intrazellulärer Seite. Die zytoplasmatischen N-terminalen Endodomänen der verschiedenen Isoformen der Untereinheiten haben annähernd dieselbe Länge, ca. 30 Aminosäuren, während die zytoplasmatische C-terminale Endodomäne in ihrer Länge jeweils höchst variabel ist und auf die unterschiedlichen Charakteristika der P2X-Isoformen großen Einfluss hat. So führt zum Beispiel die Verkürzung der zytoplasmatischen C-terminale Endodomäne bei der P2X7-Untereinheit zum Ausbleiben der für diesen Subtyp charakteristischen zytolytischen Porenformation unter anhaltender ATP-Stimulation [Surprenant et al. 1996].

Es können auch Interaktionen der Untereinheiten mit intrazellulären Proteinen über die zytoplasmatische C-terminale Endodomäne erfolgen. So wurde eine Interaktion zwischen dem prolinreichen C-terminalen Segment (Aminosäuren 371-412) und βIII-Tubulin nachgewiesen [Gendreau et al. 2003]. Die Ausbildung von funktionellen P2X-Rezeptoren bei Expression von Concatameren aus P2X1-Untereinheiten [Nicke 2003], P2X2-Untereinheiten [Newbolt et al. 1998] und einer P2X2- sowie einer P2X3-Untereinheit [Torres et al. 1998] zeigt indirekt, dass die zytoplasmatische N- und C-terminale Endodomäne jeweils auf der gleichen Seite der Membran liegen.

Desweiteren ist bekannt, dass bei der Synthese eines Transmembranproteins die Glykosylierung von Asparaginen nur innerhalb des endoplasmatischen Retikulums (ER) stattfindet und dass wiederum nur Sequenzen innerhalb des ER zu liegen kommen, welche später auch extrazellulär anzutreffen sind. Durch Einfügen zusätzlicher Asparagine N- und C-terminal sowie in der vermuteten extrazellulären Schleife einer P2X2-Untereinheit konnte die postulierte Topologie bestätigt werden: eine zusätzliche Glykosylierung erfolgte nämlich nur an Asparaginen, welche dem Topologiemodell zufolge extrazellulär lagen. Die eingefügten Asparagine an der zytoplasmatischen N- und C-terminale Endodomäne wurden anscheinend von den Enzymen des ER nicht erreicht und mit keiner neuen Zuckerkette versehen [Newbolt et al. 1998, Torres et al. 1998, Rettinger et al. 2000]. P2X-Untereinheiten haben also zwei TMRs, welche in ihrer Länge die Zellmembran durchspannen und den größten Teil des Rezeptors extrazellulär lassen [Brake et al. 1994, Valera et al. 1994, Newbolt et al. 1998, Torres et al. 1998, Rettinger et al. 2000]. Hinweise darauf, dass ein Teil dieser großen, etwa 270 Aminosäuren langen Schleife extrazellulär liegt, geben auch Untersuchungen, bei welchen durch Punktmutationen (E249K in P2X4) die Wirkung von Antagonisten [Buell et al. 1996a] oder die Glykosylierung (N148S in P2X1) verhindert wurden [Rassendren, nicht publiziert]. Die extrazelluläre Schleife beinhaltet nämlich sowohl die Bindungsstelle für ATP [Ennion et al. 2000, Jiang et al. 2000]

7

1. Einleitung

als auch für andere Antagonisten und Modulatoren [Buell et al. 1996a, Garcia-Gutzman et al. 1997, Clarke et al. 2000].

1.4.4. Transmembranregionen (TMRs)

Während über die Sekundärstruktur der P2X-Untereinheiten zum Zeitpunkt der Durchführung der Doktorarbeit noch recht wenig bekannt war, führten Analysen vom *Wheel-Plot*-Typ zur Vermutung, dass die TMR II dem α-helikalen Schema folgt. Es finden sich in dieser Sequenz kleine oder polare Aminosäuren an rund jeder dritten Stelle, was auf eine der wässrigen Pore zugewandte Lage dieser Aminosäuren schließen lässt [North et al. 1996a]. In Anlehnung an diese Vermutungen wurde die *SCAM*-Methode (*substituted cysteine accessibility method*) verwendet, um Aminosäurereste, welche die Kanalwände säumen, zu identifizieren. Dabei wurden Aminosäuren des voraussichtlich kanalbildenden Teils durch Cysteine ersetzt und überprüft, inwiefern wasserlösliche Substanzen (z. B. Methanthiosulfonate) hierzu Zugang hatten oder sogar kovalente Bindungen eingingen, was wiederum zu einer veränderten Leitfähigkeit der Pore führte. Auf diese Weise wurde gezeigt, dass sowohl die TMR I [Haines 2001], als auch die TMR II zum Übertrittsweg der Ionen beitragen [Rassendren et al. 1997, Egan et al. 1998]. Hierbei ist das engste Stück des Kanals wahrscheinlich in der Nähe eines konservierten Glycins (Position 342 im P2X2) ungefähr in der Mitte der TMR II lokalisiert [Egan et al. 1998].

1.4.5. Quartärstruktur und Assemblierung

Unter Berücksichtigung der Tatsache dass P2X-Untereinheiten ebenso wie der Einwärts-Gleichrichter K^+-Kanal zwei TMRs beinhalten, wurde zunächst eine tetramere Anordnung angenommen. Biochemische Analysen von rekombinanten P2X1- und P2X3-Rezeptoren zeigten jedoch eine unerwartete trimere Anordnung der Untereinheiten. Chemische Quervernetzung, Verkettung von P2X1- und P2X3-Rezeptoren sowie Blaue-Native-Polyacrylamid Gelelektrophorese (BN-PAGE) des Wildtyps bestätigten diese Theorie. Diese ist unter den *LGICs* einzigartig und deckt sich mit den Ergebnissen funktioneller Untersuchungen [Nicke et al. 1998, Nicke 2003, Jiang et al. 2003, Stoop et al. 1999, Rettinger et al. 2000].

1.5. Zielsetzung der Arbeit

Die Funktionsfähigkeit eines P2X-Rezeptors wird durch multiple Faktoren bestimmt. So kann es auf jeder Ebene der Proteinbiosynthese zu Störungen aufgrund von Mutationen in der kodierenden DNA kommen, welche in der Bildung fehlerhaften Proteins münden. Das Produkt einer solchen Fehlkonstruktion kann eine mangelhafte bzw. geringe Exprimierung des Rezeptors sein. Auch eine mangelhafte Faltung der Peptidkette führt zu dessen direkten Abbau. In den späteren Phasen der Proteinbiosynthese, nach erfolgtem ER-Export der Rezeptormonomere, kann es gleichfalls zu Störungen bei der Ausbildung der Quartärstruktur aus drei Untereinheiten kommen, was ebenfalls einen Funktionsausfall zur Folge hat. In dieser Frage liegen Ergebnisse vor, welche vermuten lassen, dass für die korrekte Assemblierung der drei Rezeptoruntereinheiten bestimmte Interaktionsmotive verantwortlich sind. Dieses Bindungsmotiv wird an einer Stelle extrazellulär vermutet. Doch auch die TMRs könnten bei der korrekten Bildung eines Trimers eine Rolle spielen, ist ihre gegenseitige Anlagerung doch die Voraussetzung zur Ausbildung der den Kanal formenden Pore.

Letztendlich stellt der korrekte Einbau des Rezeptorproteins in die Zellmembran die entscheidende Schlussphase der Rezeptorbiosynthese dar, was die Überprüfung der Rezeptorlokalisation an der Zelloberfläche nahelegt. Die Wichtigkeit zweier intakter TMRs für den Membraneinbau leuchtet ein.

Darüber hinaus muss ein in einer der TMRs veränderter P2X-Rezeptor, dessen Mutation keinen Einfluss auf Expression, Assemblierung und Membraneinbau hat, nicht automatisch auch seine Kanalfunktion erfüllen: so kann eine Mutation entlang der Pore, trotz guter Einbaueigenschaften, zu einer Verlegung des K^+-Kanals führen oder eine Kanalöffnung von vornherein blockieren.

Diese Arbeit verfolgt vornehmlich die letzten beiden Fragestellungen: inwiefern nämlich die TMRs von P2X1-Untereinheiten – hier am Modell des Ratten-P2X1 (rP2X1) – für die Ausbildung der Quartärstruktur und die elektrophysiologische Funktionalität des Proteins entscheidend sind.

1. Einleitung

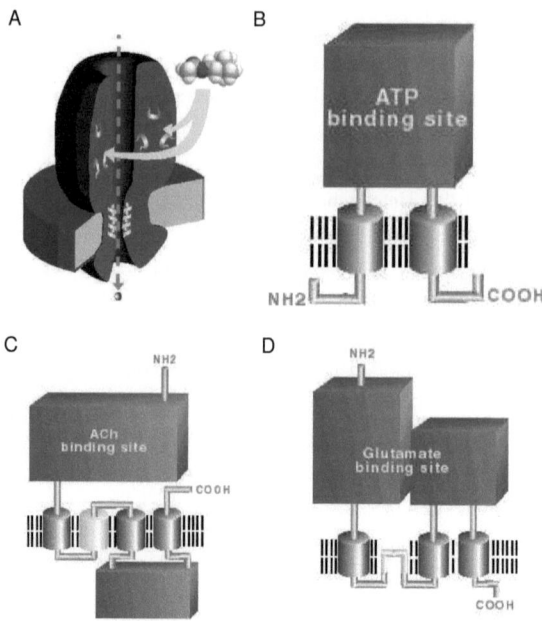

Abbildung 1.2.: Topologie der Monomere einzelner *LGICs*

A) Darstellung des Prinzips der doppelten Funktion als Rezeptor und Kanal. **B)** ATP-gesteuerte Kanäle (z. B. P2X-Rezeptoren) bestehen aus drei homologen Untereinheiten, die jeweils zweimal die Zellmembran durchqueren. **C)** Die Rezeptoren der *Cys-loop* Überfamilie (nikotinische ACh-Rezeptoren, 5HT$_3$-Rezeptoren, GABA$_A$- und GABA$_C$-Rezeptoren, Glycin-Rezeptoren und einige Histamin und Serotonin aktivierte Anionenkanäle) setzten sich aus fünf homologen Untereinheiten zusammen, von der jede vier TMRs hat. **D)** Glutamat aktivierte Kationenkanäle (NMDA-Rezeptoren, AMPA-Rezeptoren, Kainat-Rezeptoren etc.) setzten sich aus vier homologen Untereinheiten zusammen, von der jede drei TMRs besitzt. (Bildquelle: [Donizelli et al. 2006] The Ligand Gated Ion Channel Database)

1.5. Zielsetzung der Arbeit

Tabelle 1.2.: Alignment der P2X-Isoformen

Sequenzvergleich (*Clustal W Multiple Sequence Alignment*) der Aminosäure-Sequenzen der sieben bekannten Isoformen des Ratten-P2X-Rezeptors, gekürzte Fassung. Erläuterungen im Text (Protein-Datenbank Pubmed: http://ncbi.nlm.nih.gov/PubMed/).

Isoform	Aminosäuresequenz	
rP2X5	-MGQAAWKGFVLSLFDYKTAKFVVAKSKKVG**LLYRVLQLI**	**ILLYLLIWVFL**IKKSYQDIDTSLQSAVVTKVKGVAYTNT-
rP2X6	MASAVAAALVSWGFLDYKTEKYVMTRNCWVG**ISQRLLQLG**	**VVVYVIGWALL**AKKGYQEWDMDPQISVITKLKGVSVTQV-
rP2X2	-MVRRLARGCWSAFWDYETPKVIVVRNRRLG**FVHRMVQLL**	**ILLYFVWYVF**IVQKSYQDSETGPESSIITKVKGITMS---
rP2X3	-------MNCISDFFTYETTKSVVVKSWTIG**IINRAVQLL**	**IISYFVGWVFL**HEKAYQVRDTAIESSVVTKVKGFGRY---
rP2X1	-MARRLQDELSAFFFEYDTPRMVLVRNKKVG**VIFRLIQLV**	**VLVYVIGWVFV**YEKGYQTS-SDLISSVSVKLKGLAVTQL-
rP2X4	--MAGCCSVLGSFLFEYDTPRIVLIRSRKVG**LMNRAVQLL**	**ILAYVIGWVFV**WEKGYQETDSVVS-SVTTKAKGVAVTNT-
rP2X7	----MPACCSWNDVFQYETNKVTRIQSVNYG**TIKWILHMT**	**VFSYVS--FAL**MSDKLYQRKEPLISSVHTKVKGVAEVTEN
	. *.* : . * :::	:. *. : . :: .* **.
rP2X5	YTNT-------TMLGERLWDVADFVIPSQGENVFFVVTNL	IVTPNQRQGICAEREGIPDGECSEDDDCHAGESVVAGHGL
rP2X6	VTQV-------KELEKRLWDVADFVRPSQGENVFFLVTNF	LVTPAQVQGRCPEHPSVPLANCWADEDCPEGEMGTYSHGI
rP2X2	MS----------EDKVWDVEEYVKPPEGGSVVSIITRI	EVTPSQTLGTCPESMRVHSSTCHSDDDCIAGQLDMQGNGI
rP2X3	RY-----------ANRVMDVSDYVTPPQGTSVFVIITKM	IVTENQMQGFCPENEEKYRCVSDSQ----CGPERFPGGGI
rP2X1	VTQL-------QGLGPQVWDVADYVFPAHGDSSFVVMTNF	IVTPQQTQGHCAENPE--GGICQDDSGCTPGKAERKAQGI
rP2X4	VTNT-------SQLGFRIWDVADYVIPAQEENSLFIMTNM	IVTVNQTQSTCP-EIPDKTSICNSDADCTPGSVDTHSSGV
rP2X7	EVTENVTEGGVTKLVHGIFDTADYTLPLQG-NSFFVMTNY	LKSEGEQKLCPEYPS-RGKQCHSDQGCIKGWMDPQSKGI
	: *. .:: .* .. ::*.	: : :. *. * .*.
rP2X5	KTGRCLRVGNSTRGTCEIFAWCPVETK-SMPTDPLLKDAE	SFTISIKNFIRFPKFNFSKANVLETDNKHFLKTCHFSSTN
rP2X6	KTGQCVAFNGTHR-TCEIWSWCPVESS-AVPRKPLLAQAK	NFTLFIKNTVTFNKFNFSRTNALDTWDNTYFKYCLYDSLS
rP2X2	RTGHCVPYYHGDSKTCEVSAWCPVEDG-TSDNHFLGKMAP	NFTILIKNSIHYPKFKFSKGNIASQKSD-YLKHCTFDQDS
rP2X3	LTGRCVNYSS-VLRTCEIQGWCPTEVD-TVEMPIMMEAEN	-FTIFIKNSIRFPLFNFEKGNLLPNLTDKDIKRCRFHPEK
rP2X1	RTGNCVPFNG-TVKTCEIFGWCPVEVDDKIPSPALLREAE	NFTLFIKNSISFPRFKVNRRNLVEEVNGTYMKKCLYHKIQ
rP2X4	ATGRCVPFNESVK-TCEVAAWCPVENDVGVPTPAFLKAAE	NFTLLVKNNIWYPKFNFSKRNILPNITTSYLKSCIYNAQT
rP2X7	QTGRCIPYDQ-KRKTCEIFAWCPAEEGKEAPRPALLRSAE	NFTVLIKNNIDFPGHNYTTRNILP----GMNISCTFHKTW
	.*: * .***.:* :	**: ;** : : .: * * :
rP2X5	-LYCPIFRLGSIVRWAGADFQDIALKtGVIGIYIEWDCDL	DKAASKCNPHYYFNRLDNKHTHS-ISSGYNFRFARYYRDP
rP2X6	SPYCPVFRIGDLVAMTGGDFEDLALLGGAVGINIHWDCNL	DTKGSDCSPQYSFQLQE--------RGYNFRTANYWWAA
rP2X2	DPYCPIFRLGFIVEKAGENFTELAHKGGVIGVIINWNCDL	DLSESECNPKYSFRRLDPKYDP--ASSGYNFRFAKYYKIN
rP2X3	APFCPILRVGDVVKFAGQDFAKLARTGGVLGIKIGWVCDL	DKAWDQCIPKYSFTRLDGVSEKSSVSPGYNFRFAKYYKME
rP2X1	HPLCPVFNLGYVVRESGQDFRSLAEKGGVVGITIDWKCDL	DWHVRHCKPIYQFHGLYGEKNLS---PGFNFRFARHFVQN
rP2X4	DPFCPIFRLGTIVGDAGHSFQEMAVEGGIMGIQIKWDCNL	DRAASLCLPRYSFRRLDTRDLEHNVSPGYNFRFAKYYRDL
rP2X7	NPQCPIFRLGDIFQEIGENFTEVAVQGGIMGIEIYWDCNL	DSWSHRCQPKYSFRRLDDKYTNESLFPGYNFRYAKYYKEN
	**::.:* :. .* .* .:* ** :*: * * :*	* **** *:*** *.::
rP2X5	NGVEFRDLMRAYGIRFDVIVNCKAGKFSTIP**TVINIGSGL**	**ALMJAGAFFCDLVLIYLIP**-----------------KSE
rP2X6	SGVESRSLLKLYGIRFDILVTGQAGKFALIP**TAITVGTGA**	**AWLGMVTFLCDLLLLY**VDR-----------------EAG
rP2X2	GTTTTRTLIKAYGIRIDVIVHGQAGKFSLIP**TIINLATAL**	**TSIGVGSFLCDWILLT**FMN-----------------KNK
rP2X3	NGSEYRTLLKAFGIRFDVLVYGNAGKFNIIP**TIISSVAAF**	**TSVGVGTVLCDIILLN**FLK-----------------GAD
rP2X1	-GTNRRHLFKVFGIHFDILVDGKAGKFDIIP**TMTTIGSGI**	**GIFGVATVLCDLLLLH**ILP-----------------KRH
rP2X4	AGKEQRTLTKAYGIRFDIIVFGKAGKFDIIP**TMINVGSGL**	**ALLGVATVLCDIVLY**CMP-----------------KKY
rP2X7	-GMEKRTLIKAFGVRFDILVFGTGGKFDIIQ**LVVYIGSTL**	**SYFGLATVCIDLIINT**YASTCCRSRVYPSCKCCEPCAVNE
	* * * .*:::*::* * ,*** .;*	.* :. * :: * *

11

1. Einleitung

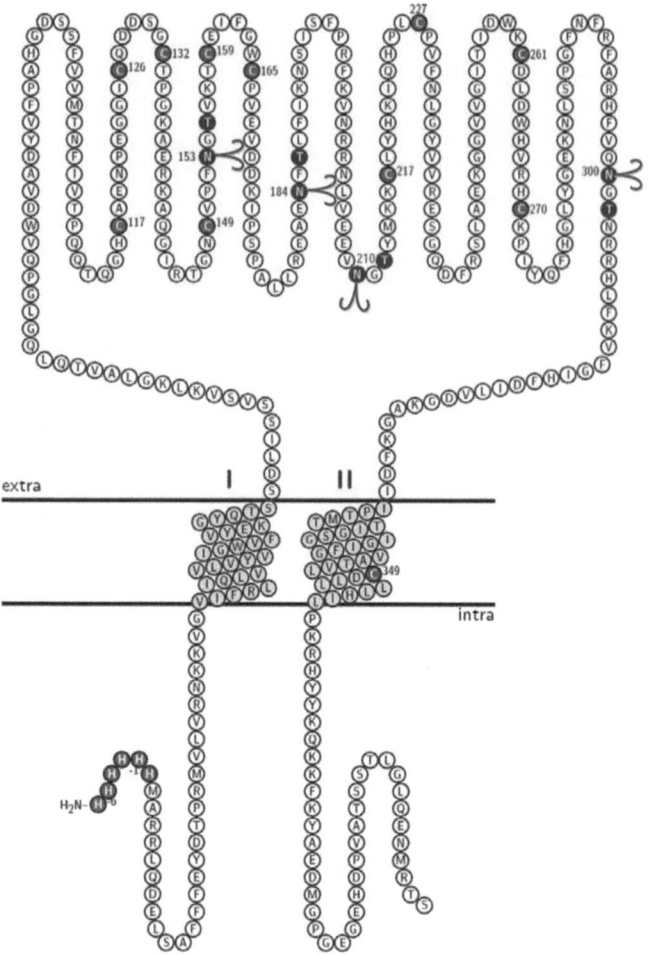

Abbildung 1.3.: Topologie einer rP2X1-Untereinheit
Lineare Aminosäuresequenz im 1-Buchstaben-Code. TMR I und II sind gelb hervorgehoben. Die core- bzw. komplex-glykosylierten Loci sind die Asparagine an vier Positionen (N 153, 184, 210 und 300). Die sechs Histidine (grün), welche im Ausgangsklon eingefügt wurden, sind für die spätere Aufreinigung des Proteins vonnöten (vgl. Kap. 2.4.2 auf Seite 17).

2. Material und Methoden

Die Herkunft der verwendeten Chemikalien und Reaktionspakete (*Kits*) ist explizit in den jeweiligen Protokollen genannt. Wenn keine Angaben gemacht werden, wurden sie von der Firma Sigma-Aldrich bezogen. Die Zusammensetzungen der verwendeten Medien, Puffer und Gele sind im Anhang ab Seite 53 zu finden. Die Planung der Konstrukte erfolgte mit Hilfe des *Vector NTI*-Computerprogrammes. Die *Alignments* zwischen DNA- und Proteinsequenzen wurden mit dem Computerprogramm *ClustalW* [Eddy 1995] durchgeführt.

2.1. Modifikation von cDNA-Konstrukten

2.1.1. Gewinnung und Behandlung des Plasmidvektors

Die cDNA-Konstrukte wurden nach Standardmethoden der Molekularbiologie [Sambrook et al. 1989] hergestellt. Alle Konstrukte wurden im pNKS2-Vektor hergestellt [Gloor et al. 1995]. Die Vervielfältigung dieses Plasmidvektors erfolgte durch Transformation in kompetente DH5α-Zellen (Invitrogen, Groningen, NL), aus denen die Plasmide mit dem *Plasmid-Mini-Prep-Kit* aufgereinigt wurden. Das auf diese Weise erhaltene Plasmid-Eluat wurde nach spezifischem Kontrollverdau mittels Sequenzierung (*ABI Prism^{TM} Big Dye Terminator Cycle Sequencing Ready Reaction Kit*; PE Biosystems Weiterstadt), sowie vergleichendem *Alignment*, auf Korrektheit der Sequenz überprüft.

2.1.2. Modifikation durch gerichtete Mutagenese

Die gerichtete Mutagenese der cDNA-Konstrukte hatte sowohl die Veränderung einzelner Aminosäuren als auch Erzeugung oder die Deletion von Schnittstellen zum Ziel. Diese Mutationen wurden nach dem Prinzip des *QuikChange Site-Directed-Mutagenesis-Kit* (Stratagene, Heidelberg) durchgeführt. Dabei wird doppelsträngige Plasmid-DNA, die die interessierende cDNA enthält, als Matrize in eine PCR eingesetzt. Zwei PCR-*Primer*

2. Material und Methoden

(ARK Scientific GmbH Biosystems, Darmstadt), die die gewünschte Mutation enthalten und sich genau gegenüber am jeweiligen Plasmidstrang anlagern, werden durch die Pfu-Polymerase (Stratagene, Heidelberg) in Anwesenheit von dNTPs (Amersham Pharmacia Biotech, Freiburg) so verlängert, dass *genickte* zirkuläre DNA-Stränge mit den inkorporierten *Primern* entstehen. Nach der Reaktion wird die methylierte DNA-Matrize durch Behandlung mit dem Enzym Dpn I (New England Biolabs, Bad Schwalbach) demethyliert. Die entstandenen *genickten* Plasmide werden in Bakterien des E.coli.-Stammes XL1-Blue (Stratagene, Heidelberg) transformiert, die *genickte* Plasmide "reparieren" können. Kompetente XL1-Blue wurden nach der $CaCl_2$-Methode [Inoue et al. 1990] gewonnen. Da der pNKS2-Plasmidvektor auch für eine Ampicillin-Resistenz codiert, erfolgt die selektive Kultur der pNKS-positiven Klone auf Ampicillin-haltigen Agarplatten bzw. in mit Ampicillin versetztem LB-Medium.

Die Plasmid-DNA wird mit dem bereits beschriebenen *Mini-Prep-Kit* (Sigma, Taufkirchen oder Eppendorf) aus über Nacht kultivierten E.coli extrahiert, gewaschen und gelöst. Zusammen mit der Mutation wurde jeweils auch ortsnah eine translational funktionell stumme Enzymschnittstelle hinein mutiert. Zur Überprüfung der Mutations-Positivität der so erhaltenen Klone wird ein Kontrollverdau mit einem Enzym (New England Biolabs, Frankfurt) durchgeführt, dessen Restriktionsstelle bei der Mutation miteingefügt wurde. Schließlich wurde durch DNA-Sequenzierung die Korrektheit der mutierten Stelle sichergestellt.

In Tab. 2.1 auf Seite 15 sind die His-rP2X1-Konstrukte aufgelistet, die durch Austausch einzelner Aminosäuren durch gerichtete Mutagenese entstanden sind. Dabei steht "His-" in der Bezeichnung für eine DNA-Sequenz aus sechs Histidinen, welche im Ausgangsklon unmittelbar nach dem Startcodon eingefügt wurden. Diese Hexahistidylsequenz ist für die spätere Aufreinigung des Proteins vonnöten (vgl. Kap. 2.4.2 auf Seite 17).

2.2. cRNA-Synthese

Zur cRNA-Synthese wurden die jeweiligen Plasmide hinter dem Poly(A)-Schwanz des Vektors mit dem Restriktionsenzym EcoR I linearisiert. Nach der Aufreinigung mit Hilfe des *Qiaquick-Nucleotide-Removal-Systems* (Qiagen, Hilden) wurde die DNA in 0,5x TE aufgenommen und je 3 µg zur cRNA-Synthese eingesetzt. Die mit Hilfe der SP6-Polymerase in Gegenwart von Cap-Nucleotid transkribierte cRNA wurde anschließend durch Sepharose-Chromatographie (ProbeQuant G 50 MicroColumns, Pharmacia Biotech, Freiburg) und Phenol-Chloroform-Extraktion von Nukleotiden und Proteinen be-

2.3. cRNA-Expression in Xenopus-Oozyten

Tabelle 2.1.: Übersicht über die DNA-Konstrukte
Eine exakte Identifizierung jedes Konstrukts wird jeweils durch die angegebene Nummer des Klons ermöglicht. Ausgangskonstrukt war immer der His-rP2X1-Wildtyp (His-rP2X1-WT; Klon Nr. 1727). Die Positionen der angegebenen Aminosäuren leiten sich jeweils aus der Proteinsequenz ohne Hexahistidylrest ab, d. h..h. das erste Methionin nach der Hexahistidylsequenz erhält die Position 1. Dahinter findet sich ein A, wenn die Aminosäure durch Alanin, ein L, wenn sie durch Leucin ersetzt wurden.

Konstruktname	Nummer	Primer	Mutation
His-^{29}VGVIF^{33}AAAAA-rP2X1	2003	+1103	
His-^{31}VIFRL^{35}AAAAA-rP2X1	1879	+1103	
His-^{36}IQLVV^{40}AAAAA-rP2X1	1917	+1103	
His-^{41}LVYVI^{45}AAAAA-rP2X1	1918	+1103	TMR I
His-^{46}GWVFV^{50}AAAAA-rP2X1	1919	+1103	
His-^{41}LVYVI^{45}LLLLL-rP2X1	2000	+1103	
His-^{46}GWVFV^{50}LLLLL-rP2X1	2001	+1103	
His-^{331}TMTTI^{335}AAAAA-rP2X1	1966	+1882	
His-^{336}GSGIG^{340}AAAAA-rP2X1	1967	+1882	TMR II
His-^{341}IFGVA^{345}AAAAA-rP2X1	1968	+1882	
His-^{346}TVLCD^{350}AAAAA-rP2X1	1969	+1882	

freit, gefällt und in 5 mM Tris-HCl pH 7,5 aufgenommen. Die Quantifizierung der cRNA erfolgte durch photometrische Bestimmung der Absorption bei 260 nm (*U-2000 Spektralphotometer*, Hitachi). Die aliquotierte cRNA wurde bei -80 °C gelagert.

2.3. cRNA-Expression in *Xenopus-Oozyten*

2.3.1. Herkunft und Haltung der Versuchstiere

Als Expressionssystem dienten die Eizellen des südafrikanischen Krallenfrosches *Xenopus laevis*. Die Frösche wurden direkt aus Südafrika importiert (African *Xenopus* facilities, Südafrika). Bis zu 10 Tiere wurden in 200 l-Becken mit kontinuierlich Pressluft durchströmtem Leitungswasser von 16-22 °C gehalten. Im 8h Rhythmus erfolgte jeweils eine Frischwasserzufuhr über 4 h. Mittels künstlicher Beleuchtung wurde ein 12h Tag-Nacht-Rhythmus simuliert und die Raumtemperatur bei konstant 18 °C gehalten. Die Krallenfrösche wurden zweimal wöchentlich mit gewürfeltem Rinderherz gefüttert.

2. Material und Methoden

2.3.2. Präparation des Ovars

Die Anästhesie der *Xenopus laevis* Weibchen erfolgte durch Inkubation in einer 0,2%igen Lösung von 3-Aminobenzoesäureethylester (Tricain, MS 222 Sigma Chemicals, St. Louis, USA), deren pH-Wert mit Hepes-Puffer auf 7,4 eingestellt wurde. Nach Durchtrennen der Bauchdecke und Eröffnung der Bauchhöhle über einen etwa 1 cm langen Schnitt wurde das Ovar sichtbar. Es wurde mit einer Pinzette vorsichtig herausgezogen, anschließend mit einer Schere scharf abpräpariert und bis zur Weiterverwendung in ORi bei 19 °C aufbewahrt. Nach schichtweisem Wundverschluß wurde der operierte Frosch bis zum Wiedereinsetzten über Nacht in 0,1%igem Salzwasser getrennt von den anderen Fröschen gehalten. Vor neuerlicher Eizellgewinnung wurde ein Zeitraum von mehreren Monaten zur Regeneration des Ovars eingehalten.

2.3.3. Behandlung der *Xenopus-Oozyten*

Zur Entfernung des die Eizellen umgebenden Bindegewebes wie der Follikelzellen [Dumont 1972] wurde das Ovar mit Pinzetten in kleine Stücke zerlegt und für etwa 15 h in Kollagenaselösung von 19 °C (1,5 mg/ml ORi, steril filtriert; Serva, Heidelberg) eingelegt. Anschließend wurden die *Oozyten* mit ORi (siehe Tab. A.1 auf Seite 53) vorgewaschen, in nominal Ca^{2+}-freiem ORi^- 10 min lang inkubiert, um die restlichen Follikelzellen abzulösen und folgend wieder in ORi aufgenommen. Eizellen der Entwicklungsstadien V oder VI [Colman 1984] wurden anschließend mit einer Glaspipette ausgelesen, um eine homogene Gruppe zu erhalten und bis zur Injektion bei 19 °C in ORi weiter aufbewahrt. Zur Kollagenasebehandlung als auch zur lngeren Inkubation der *Oozyten* wurde Gentamycinhaltiges ORi (50 mg Gentamycin/l; Fluka Chemie AG, Buchs, Schweiz) verwendet.

2.3.4. Injektion von cRNA in *Xenopus-Oozyten*

Zur cRNA-Infektion der *Oozyten* wurde eine Apparatur, bestehend aus einer Stereolupe (Zeiss, Oberkochen/Jena), einer Mikroinjektionspumpe (*Nanoject*, Drummond, Broomall, USA) und einem Mikromanipulator (Bachofer, Reutlingen) verwendet. Die zudem benötigten Glaskapillaren wurden mit Hilfe eines Mikropipettenpullers (Modell PP-830 von Narishige, Japan) hergestellt. Die cRNA wurde regelhaft in einer Konzentration von 0,5 µg/µl/Oozyte) injiziert. Injizierte Zellen und nicht-behandelte Kontrollgruppen wurden in ORi bzw. ORi^+Gentamycin bei 19 °C aufbewahrt.

2.4. Proteinchemische Methoden

2.4.1. Metabolische Markierung durch L-[^{35}-S]-Methionin

Bis zur 1-2 h später erfolgenden radioaktiven Markierung wurden die *Oozyten* bei 19 °C zwischengelagert. Die metabolische Markierung der neu synthetisierten Proteine erfolgte durch Zugabe von L-[^{35}-S]-Methionin (Amersham Buchler, Braunschweig) in das Medium (ca. 0,1 MBq pro Oozyte). Diese als *Pulse* bezeichnete metabolische Markierung des Gesamtproteins dauerte je nach Fragestellung 4 h, 16 h bzw. über Nacht. Dies erfolgte in dicht verschlossenen Gefäßen, deren Innenwand zuvor mit *Oozyten*-Homogenat beschichtet worden war, um ein Anhaften der Zellen zu verhindern. Die Aufarbeitung erfolgte entweder direkt nach dem *Pulse* oder nach einer 24 h oder 36 h *Chase*-Phase, in der die *Xenopus-Oozyten* in Gentamycin-ORi gefüllten und beschichteten Cell+ Gewebekulturschalen (Sarstedt, Nümbrecht) nachinkubiert wurden.

2.4.2. Proteinaufreinigung mittels Ni^{2+}-Chelatchromatographie

Eine Gruppe umfasste in der Regel 8-12 *Oozyten*, die jeweils mit der gleichen cRNA behandelt worden waren. Nach der radioaktiven Markierung wurden die *Oozyten* mit Ca^{2+}-freiem ORi gewaschen, um eine Aktivierung Ca^{2+}-abhängiger Proteasen zu verhindern. Sodann wurden 10 *Oozyten* zur Aufreinigung ausgewählt. Alle nachfolgend beschriebenen Schritte wurden auf Eis durchgeführt. Zur Solubilisierung der Proteine wurden die *Oozyten* jeweils einer Gruppe in einem 1,5 ml-Reaktionsgefäß (*Safe Lock*; Sarstedt, Nümbrecht) durch 20maliges Auf- und Abpipettieren mit einer 200 μ-Kolbenhubpipette homogenisiert. Als Puffer (20 μl pro Oozyte) diente eiskalter 0,1 M Phosphatpuffer mit pH 8,0 [Sambrook et al. 1989], in dem ein Detergens in einer Konzentration oberhalb der jeweiligen kritischen mizellaren Konzentration (Tab. A.3 auf Seite 53), Iodacetamid (10 mM, Sigma Chemicals, St. Louis, USA) und die Proteaseinhibitoren Pefabloc-SC (0,1 mM, Roth,Karlsruhe), Pepstatin (5 μM), Leupeptin und Antipain (je 10 μM, Biomol, Hamburg) gelöst waren.

Anschließend wurden die Gruppen 15 min lang auf Eis inkubiert; Das Homogenat wurde dabei wiederkehrend für 45 s auf dem Vortex (Bender & Hobein AG, Zürich) aufgeschüttelt. Um den löslichen Anteil komplett von den unlöslichen Zellbestandteilen abzutrennen, wurde der Detergensextrakt zentrifugiert (16 000 rpm, 4 °C, 10 min), der Überstand in ein neues Reaktionsgefäß überführt und dieser zur Inkubation mit Ni^{2+}-NTA-Agarose (30 μl der aufgeschüttelten 1:1-Suspension, Qiagen, Hilden) eingesetzt. Die In-

2. Material und Methoden

kubation erfolgte in 0,1 M Phosphatpuffer mit Zusatz von 10 mM Imidazol, dem entsprechenden Detergens und den Proteaseinhibitoren. 30-45 min lang wurden die Ansätze bei Raumtemperatur in einem Kopf-über-Kopf-Mischer (*REAX 2*, Heidolph, Kelheim) stetig gewendet, um die Agarose in Suspension zu halten. Währenddessen konnten sich die Proteine über die freien Elektronenpaare der sechs Histidinreste, die an der zytoplasmatischen N-terminalen Endodomäne eingefügt worden waren (vgl. Kap. 2.1.2 auf Seite 14), als Chelatkomplexe an die immobilisierten Ni^{2+}-Ionen anlagern.

Danach wurde die Agarose in 5 gleichen Schritten mit je 1 ml eiskaltem Waschpuffer (0,1 M Phosphatpuffer pH 8,0; 1 mM Iodacetamid; 0,1 mM Pefabloc-SC; 20-25 mM Imidazol) gewaschen, indem die Agarose jeweils durch kurzes Zentrifugieren (16000 rpm, 20 °C, 1-2 min) sedimentiert, der Überstand abgesaugt und verworfen, die Agarose folgend mit neuem Puffer versetzt und durch Schütteln wieder vollständig suspendiert wurde. Danach erfolgte wiederum Sedimentation durch Zentrifugation, Absaugen des Überstandes und so weiter. Durch den Waschvorgang wurden diejenigen Komponenten des *Oozyten*extraktes, die den Ni^{2+}-Ionen weniger stark assoziiert waren, durch die im Vergleich zur Inkubation mit der Agarose erhöhten Imidazolkonzentration (10 mM bei der Inkubation, 20-25 mM beim Waschen) entfernt. Die Detergenskonzentration im Waschpuffer betrug 20 % (vgl. Tab. A.3 auf Seite 53).

Zuletzt wurden die Proteine unter Bewahrung des nativen Zustandes durch eine hohe Imidazolkonzentration bzw. Komplexierung der Ni^{2+}-Ionen durch EDTA aus der Bindung verdrängt. Dazu wurde die Agarose nach weitgehender Entfernung des Waschpuffers mit 50 µl Elutionspuffer versetzt, 10 min bei Raumtemperatur in einem Horizontalrüttler (Eppendorf) in Suspension gehalten, durch Zentrifugieren (16000 rpm, 20 °C, 1-2 min) sedimentiert und der Überstand abpipettiert. Zur vollständigen Elution wurde der Vorgang mit weiteren 50 µl Elutionspuffer wiederholt. Die Überstände wurden vermengt und auf Eis aufbewahrt. Der Elutionspuffer (Standard: 200 mM Imidazol, 50 mM HCl, pH 7,5) wurde vor Gebrauch mit dem entsprechenden Detergens in der in Tab. A.3 auf Seite 53 angegebenen Konzentration versetzt.

Zu Beginn der Arbeit wurde für die gesamte Aufreinigung Dodecylmaltosid von der Firma Sigma als Detergens verwendet. Zur Veminderung von Störeffekten auf den folgenden Gelen wurde in den späteren Versuchen Digitonin der Firma Calbiochem (Calbiochem, Bad Soden) gebraucht. Da dieses nur schlecht wasserlöslich ist, wurde durch Aufkochen eine 1%ige wässrige Lösung hergestellt und drei Tage lang bei 4 °C gelagert, um das unlösliche Detergens möglichst vollständig auszufällen. Der Überstand wurde in

2.5. Auftrennung der Proteine mittels PAGE

Rundkolben überführt und lyophilisiert. Zur Optimierung wurde die Aufarbeitung mit Digitonin durchgeführt, die Elution erfolgte mit lyophilisiertem Digitonin.

2.5. Auftrennung der Proteine mittels PAGE

Ein Teil des gewonnenen Proteins wurde thermisch oder mittels Zugabe von Sodiumdodecylsulfat (SDS) denaturiert und parallel zu nicht-denaturierten Proben mittels Blauer-Nativer-Polyacrylamid-Gelelektrophorese (BN-PAGE) aufgetrennt. Ein weiterer Teil wurde chemisch denaturiert und mittels SDS-Polyacrylamid-Gelelektrophorese (SDS-PAGE) dargestellt. Ferner wurde eine Deglykosylierung mit anschließender Auftrennung über Tricin-Polyacrylamid-Gelelektrophorese (Tricin-PAGE) durchgeführt.

2.5.1. Vorbereitung der Proben für die SDS-PAGE

Die in der Regel nativ eluierten Proteine wurden durch nachträglichen Zusatz von 5x LiDS-Probenpuffer (310 mM Tris/HCl pH 6,8, 10 % LiDS, 0,5 % Bromphenolblau und 50 % Glycerol bei der SDS-PAGE) und anschließender 15 min Inkubation bei 56 °C denaturiert. Regelhaft enthielt der Probenpuffer 100 mM Dithiothreitol (DTT, Stratagene, Heidelberg), um Disulfidbrücken zwischen den Cysteinresten zu aufzuspalten. Die Anlagerung von LiDS (1,4 g pro 1 g Protein) führt zur Dissoziation des Proteins in seine Untereinheiten. Die Zerstörung von Sekundärstrukturen führt dazu, dass die Untereinheiten als langgestreckte Peptidketten vorliegen. Da die negative Ladung, die die Untereinheiten durch die Anlagerung von LiDS erhalten proportional zur Masse der solubilisierten Polypeptide ist, kann man von der elektrophoretischen Laufstrecke auf ihre Molekulargewichte schließen. Als Größenstandard diente der [^{14}C]-markierte-*Rainbow*^{TM}-Marker (14,3 - 200 kDa, Amersham Buchler, Braunschweig), der zuvor mit 1x SDS-Probenpuffer ohne DTT-Zusatz 2 min lang gekocht worden war.

2.5.2. Vorbereitung der Proben für die BN-PAGE

Die BN-PAGE [Schaegger & Jagow 1991] erlaubt die Auftrennung der Proteine ohne ihre Denaturierung, so dass die Quartärstruktur eines Rezeptors während der Elektrophorese erhalten bleibt. Anstatt des denaturierend wirkenden SDS dient der blaue Farbstoff *Coomassie* dazu, dem Protein die für die elektrophoretische Mobilität notwendige negative Ladung zu geben. Die Wanderungsgeschwindigkeit wird hier nicht nur von der Masse, sondern auch von der Form und Eigenladung des Proteins bestimmt. Die ausschließlich

2. Material und Methoden

nativ eluierten und auf Eis gelagerten Proteinproben wurden vor dem Auftragen am Startpunkt mit nativem 5x Probenpuffer (0,4 g/ml Glycerol; 10 mg/ml *Serva Blue G* (Serva, Heidelberg); 100 mM 6-Aminocapronat) im Verhältnis 5:1 versetzt. Um die Dissoziation der Proteine in ihre Untereinheiten zu bewirken, wurde der Probe DTT in einer Endkonzentration von 100 mM sowie 0,1 % SDS zugesetzt und für 1 h bei 37 °C inkubiert. Als Größenstandard diente eine Mischung der Proteine Ferritin, Aldolase, Katalase, BSA und Ovalbumin (je 10 µg pro Spur, *Combithek II* (Boehringer, Mannheim), die jeweils in die beiden äußeren Laufbahnen des Gels außen aufgetragen wurde.

2.5.3. Deglykosylierung und Vorbereitung der Proben für die Tricin-PAGE

Zur Untersuchung N-glykosidisch gebundener Zuckerketten wurde ihre Abspaltung mittels zweier Enzyme durchgeführt: Endoglycosidase H (Endo H) spaltet sogenannte Core-Glykosylierungen, Peptid-N-Glycosidase F (PNGase F, New England Biolabs, Frankfurt) spaltet darüber hinaus auch komplex-glykosylierte N-Glykane. Da die Glykosylierungsvorgänge im ER stattfinden, kann man anhand der durch die Abspaltung auftretenden Massenverschiebung im Protein Rückschlüsse auf dessen ER-Export ziehen. Nähere Angaben finden sich im Abschnitt 3.2.2 auf Seite 30 im Ergebnisteil.

Vor der Zugabe der Enzyme wurden die nativen Proben mit SDS-Probenpuffer und DTT auf eine Endkonzentration von 1x SDS-PP und 20 mM DTT versetzt. Es erfolgte dann eine 15 minütige Denaturierung bei 56 °C. Die Enzyme Endo H (zusammen mit Endo H-Puffer) und PNGase F (zusammen mit NP-40) wurden im Verhältnis 100 U/10 µl verwendet. Die Inkubation bei 37 °C dauerte 2-3 h.

2.5.4. SDS-PAGE

Die SDS-PAGE wurde nach dem System von Lämmli [Lämmli 1970] durchgeführt. Bei diesem System ist charakteristischerweise Glycin das Folge-Ion im Laufpuffer, welcher aus 25 mM Tris, 192 mM Glycin und 0,1 % SDS besteht.

Die Anlagerung von SDS an Proteine, welche in der Regel in einem Verhältnis von 1,4 g SDS/g Protein stattfindet, führt zur Dissoziation derselben in ihre Untereinheiten. Aufgrund dieses Verhältnisses kann man die Masse der Zielproteine durch Vergleich ihrer relativen Mobilität gegenüber Standardproteinen bekannter Massen bestimmen.

2.5. Auftrennung der Proteine mittels PAGE

Pro Tasche des Polyacrylamid-Gels wurde 12,5 µl Probe aufgetragen. Als Massenstandard diente der ^{14}C-markierte *Rainbow^{TM}*-Marker (14,3-220 kDa), welcher vor dem Auftragen mit 1x SDS-Probenpuffer versetzt und 1 min gekocht wurde.

2.5.5. BN-PAGE

Die BN-PAGE ermöglicht die Darstellung nativer Proteine in ihrer Quartärstruktur, welche während der Elektrophorese nicht zerstört wird. Als Ladungsträger, durch welche das Protein seine elektrophoretische Mobilität erlangt, dient bei diesem, durch Schägger und von Jarow entwickelten System, der blaue Farbstoff *Coomassie* (5 % Coomassie in 500 mM 6-Aminocapronat). Die Laufstrecke des nativen Proteins wird im Wesentlichen von der Maschendichte des Polyacrylamid-Gradientengels bestimmt und endet an dem Punkt, an dem seine Molekülgröße die Porengröße übersteigt.

Für die BN-PAGE wurden kontinuierliche Polyacrylamidgradientengele von 5-20 %, bezogen auf die Gesamt-Acrylamidmenge, verwendet, um einen großen Molekulargewichtsbereich erfassen zu können. Zum Gießen des Gels wurde ein Gradientenmischer verwendet. Eine Verbesserung der Bandenform wurde durch ein dem Gradientengel vorgeschaltetes 4%iges "Sammel"-Gel erreicht. Da der gleiche Gelpuffer (3x = 1,5 M 6-Aminocapronat, 150 mM BisTris, pH 7,0) in identischer Endkonzentration verwendet wird, handelt es sich also nicht um ein Sammelgel im strengen Sinne, denn verglichen mit dem Trenngel besitzt es weder eine andere Ionenstärke noch einen anderen pH-Wert. Kurz vor dem Lauf wurden dem Kathodenpuffer (50 mM Tricin, 15 mM BisTris, pH 7,0) 0,005 % *Serva Blue G* zugesetzt. Der Anodenpuffer (50 mM BisTris) wurde ohne weitere Zusätze verwendet. Beide Laufpuffer wurden kühl gelagert und kurz vor Gebrauch auf Raumtemperatur erwärmt.

2.5.6. Tricin-PAGE

Zum Auftrennen der deglykosylierten Proben wurde eine Tricin-PAGE nach Schägger und von Jarow durchgeführt. Das Folge-Ion im Kathodenpuffer ist, statt Glycin in der SDS-PAGE, Tricin (100 mM Tris, 100 mM Tricin, 0,1 % SDS pH 8,25). Der Anodenpuffer (200 mM Tris/HCl pH 8,9) ist Tricin frei. Die als 10x konzentriert hergestellten Puffer wurden kurz vor Gebrauch mit destilliertem Wasser auf 1x-Konzentration verdünnt.

2. Material und Methoden

2.6. Durchführung der 1D-Gelelektrophorese

Die PAGE erfolgte in einer vertikalen Apparatur (Firma Phase, Lübeck) auf einer Gelfläche von 8 cm x 16 cm und mit einer Stärke von 0,5 mm (SDS-PAGE) bzw. 1 mm (Tricin-PAGE und BN-PAGE). Die beiden Gelschichten wurden nacheinander gegossen. Zur vollständigen Polymerisation jeder Schicht wurde eine Pause von 1,5 h zwischen den Arbeitsschritten eingehalten. Zur Verbesserung des Polymerisationsvorgangs wurden die Gellösungen zur Reduzierung ihres Sauerstoffgehaltes zuvor 10 min lang unter Vakuumbedingungen entgast. Um ein Abfangen der für die Polymerisation notwendigen Radikale durch den Luftsauerstoff und ein Eintrocknen der Oberflächen der einzelnen Gelschichten zu verhindern, wurden diese unverzüglich mit Wasser überschichtet. Die Ausbildung von Probentaschen erreichte man durch das Einstecken eines Kamms in das Sammelgel vor dessen Aushärtung. Die Proteinproben wurden mit einer abgeflachten Pipettenspitze (*Multi-Flex-Kristall-Tips*, Art. 8143; Roth, Karlsruhe) vorsichtig in die Taschen eingebracht.

Über dem SDS-Polyacrylamidgel wurde eine Eingangsspannung von 100 V und einer Laufspannung nach Erreichen des Trenngels von 120-150 V über einen Zeitraum von 2-3 h angelegt. Dann wurde das Gel für mindestens 15 min ins Fixierbad gelegt und schließlich bei 80 °C über 90-120 min getrocknet. Da sich die Tricin-Polyacrylamidgele aufgrund ihres erhöhten elektrischen Widerstandes schnell erwärmten, wurde hier die Spannung niedriger gewählt (80 V beim Einlauf, 100 V beim Durchlauf). Der gesamte Lauf dauerte 1,5-2 h. Die BN-PAGE lief bei nur 40 V über etwa 15 h. Als Spannungsgeber diente das *Gert PHERO-stab.300*, Biotec Fischer). Nach dem Lauf wurden die Tricin- und SDS-Polyacrylamidgele in einem Gemisch aus 25 % Isopropanol und 10 % Essigsäure über mindestens 20 min fixiert. Zur besseren Darstellung der Markerproteine bei der BN-PAGE wurde das Gel nach dem Lauf in einer Färbelösung (1,0 g *Coomassie Blue* R-250, 450 ml Methanol, 450 ml H_2O, 100 ml Eisessig) für etwa. 15 min bei Raumtemperatur inkubiert und das Gel danach für mindestens 20 min in einer Lösung aus 10 % Methanol und 10 % Essigsäure wieder entfärbt. Anschließend wurden die Gele auf *Whatman*-Papier aufgebracht, 60-120 min bei 70 °C im Vakuum (Geldryer Modell 583, Biorad, München) getrocknet. Zur Visualisierung der radioaktiven Proteinbanden standen zwei Methoden zur Verfügung. Einerseits die Bestrahlung eines konventionellen Röntgenfilms, andererseits die Exposition photonenempfindlicher Platten und ihr anschließender *Scan* im sogenannten *Phosphoimager*. Bei ersterer wurden zur Verstärkung der Strahlwirkung spezielle Verstärkerfolien und Reflektoren ([^{35}S]: TranScreen LE; [^{125}I]: Intensifying Screen,

Biomax, Kodak) zusammen mit MS-Filmen eingesetzt. In diesem Fall verkürzte sich die notwendige Einwirkungszeit bei -80 °C mindestens um den Faktor drei. Die Abbildung der Banden wurde allerdings durch die Reflexion unschärfer gegenüber einer Benutzung von MR-Filmen. Die entwickelten Filme zeigten ein Bandenmuster, welches die verschiedenen radioaktiv markierten Proteine repräsentierte. Die letztgenannte Methode wurde ebenfalls im Anschluss an die Trocknung der Gele durchgeführt, wobei die erste Exposition der Platten nur etwa 4 h dauerte und einer ersten groben Einschätzung des Versuchsergebnisses diente. Das Auslesen der radioaktiv angeregten Platten erfolgte mittels des *Phosphoimagers*. Eine folgende einwöchige Zweitexposition ermöglichte eine nähere Quantifizierung der Radioaktivität und so auch Rückschlüsse auf die exprimierte Proteinmenge, von besonderem Interesse bei den Deglykosylierungsexperimenten. Zur Bearbeitung und Auswertung der *Scans* wurde das Programm *Image Quant^{TM}* (GE Healthcare) benutzt. Zusätzlich wurde zur dauerhaften Dokumentation ein konventioneller Röntgenfilm (Kodak) für mindestens 24 h aufgelegt und dann entwickelt.

2.7. Zwei-Elektroden-Spannungsklemme an *Xenopus-laevis-Oozyten*

Es gibt grundsätzlich zwei elektrophysiologische Methoden, die an *Xenopus-Oozyten* angewandt werden können: Die Zwei-Elektroden-Spannungsklemme (*Two Elektrode Voltage Clamp*) [Rettinger & Schmalzing 2004] und die *Patch-Clamp*-Methode. Zur Feststellung der Funktionalität der Konstrukte wurde die Zwei-Elektroden-Spannungsklemme verwendet. Die Messungen wurden von Dr. Ralf Hausmann in unserer Arbeitsgruppe durchgeführt. Die Zwei-Elektroden-Spannungsklemme ermöglicht Ganzzellableitungen an großen Zellen. Prinzip der Methode ist, das Membranpotential (VM) der Oozyte mit der Spannungselektrode zu messen und dabei durch die Stromelektrode so viel Ladung in die Zelle zu injizieren, dass das VM den Wert einer vorgegebenen Spannungsdifferenz (Klemm- oder Haltepotential: VC) erreicht. Dies geschieht über einen Rückkopplungsverstärker. In Abhängigkeit von der am Eingang gemessenen anliegenden Potentialdifferenz generiert dieser eine Spannung (V0) mit einem Strom (I0), der über die Stromelektrode auf die Zelle appliziert wird. Die injizierten Ladungen verschieben das Membranpotential der Zelle derart, dass sich der Unterschied zwischen Istwert (VM) und Sollwert (Vc) verringert, daher die Bezeichnung negative Rückkopplung.

2. Material und Methoden

Die Methode erlaubt schnelle Spannungsänderungen im ms-Bereich, wobei die Geschwindigkeit weniger durch die Elektronik, als durch die Größe der Zelle bestimmt wird. Mit dem in unserer Arbeitsgruppe verwendeten Messverstärker konnten Ströme bis maximal $\pm 50\mu A$ gemessen werden und Stromstärkeanderungen von wenigen nA aufgelöst werden. Die Messdaten wurden analog gefiltert, digitalisiert und gespeichert, so dass sie zur späteren Auswertung zur Verfügung standen. Als Elektroden wurden drei Silberchloridelektroden verwendet: eine geerdete Bad-, eine Strom- und eine Potentialelektrode. Die Mikroelektroden (Strom- und Potentialelektrode) wurden aus Glaskapillaren hergestellt und wiesen einen Spitzendurchmesser im μm-Bereich und elektrische Widerstände um 1 Ω auf, wenn sie mit 3 M KCl gefüllt waren.

Die Ganzzellmessungen an den *Oozyten* wurden 1-3 Tage nach Injektion der cRNA bei Raumtemperatur vorgenommen. Von den P2X1-Konstrukten wurden je 23 ng cRNA pro Oozyte injiziert. Die extrazelluläre Lösung bei der Messung bestand aus 100 mM NaCl, 2,5 mM KCl, 5 mM Hepes und 0,1 mM Flufenaminsäure. Auf den Zusatz von Ca^{2+}-Salzen wurde verzichtet, um Ströme zu verhindern, die infolge des Ca^{2+}-Ioneneinstroms durch die P2X1-Kanäle hätten auftreten können (z. B. Aktivierung von Cl-Kanälen durch den Anstieg der intrazellulären Ca^{2+}-Konzentration). Außerdem wurde in Mg^{2+}-freiem Medium gearbeitet, da dieses die Effektivität von ATP, wahrscheinlich durch Komplexierung, vermindert. Um die Aktivierung der Cl-Ionenleitfähigkeit in den *Oozyten* aufgrund des Fehlens zweiwertiger extrazellulärer Kationen zu verhindern, wurde Flufenaminsäure zugesetzt. Die applizierte ATP4–Konzentration erfolgte bei den P2X1-Rezeptoren in einem Bereich von 1-100 μM. Die Konzentrationsangaben von ATP bei den entsprechenden Abbildungen beziehen sich auf die unkomplizierte tetraanionische Form (ATP^{4-}).

2.7. Zwei-Elektroden-Spannungsklemme an Xenopus-laevis-Oozyten

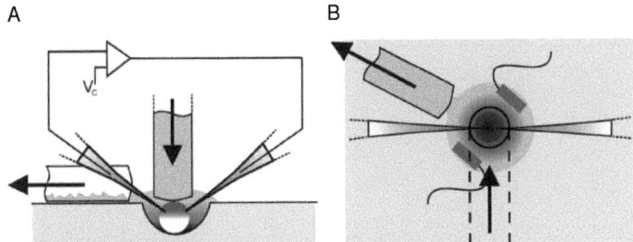

Abbildung 2.1.: Zwei-Elektroden-Spannungsklemme
Bad-Lösungswechsel-System zum schnellen Lösungswechsel während der Stromableitung. Im Bild ist das System von der Seite (**A**) und in der Aufsicht (**B**) dargestellt. Die in der Badkammer liegende *Oozyte* ist durch die eingestochenen Mikroelektroden fixiert. Als Referenz und Erdung dienen zwei weitere Ag/AgCl-Badelektroden. Die Superperfusion erfolgt mittels einer Glaskapillare direkt über der Zelle; die aus dem Bad austretende Lösung wird seitlich kontinuierlich abgesaugt [Rettinger & Schmalzing 2003].

3. Ergebnisse

3.1. Systematik der Experimente

3.1.1. Vorstellung der Konstrukte

Inhalt der Experimente war die systematische Suche nach einer oder mehreren Sequenzen innerhalb der beiden TMRs des P2X1-Rezeptors, deren Manipulation grundlegenden Einfluss auf den Rezeptor hat. Dabei konnten die eingebrachten Mutationen zu verminderter Expression des Monomers, einer fehlenden Assemblierung zum Trimer oder einer gestörten Funktion des gesamten Rezeptors führen. Der Schwerpunkt der Untersuchung lag hierbei auf dem Zusammenbau des Rezeptors in seine trimere Form. Als Suchsystem wurde ein sogenanntes *Alanin-Scanning* benutzt. Bei diesem wird jeweils eine oder eine Folge mehrerer Aminosäuren durch Alanin ersetzt. Da die TMRs jeweils eine vermutete Länge von ca. 20 Aminosäuren haben, boten sich vier Pakete von jeweils fünf zu tauschenden Aminosäuren an (TMR I: Positionen 31-50; TMR II Positionen 331-350). Zusätzlich wurde, um den Beginn der TMR I sicher abzudecken, eine weitere Mutante an dieser Stelle geplant (Positionen 29-33). Somit wurden also fünf Mutanten für die TMR I und 4 Mutanten für die TMR II konstruiert. Bei zwei Konstrukten der TMR I (Positionen 41-45 und 46-50) wurde, aus Gründen, die ich später erklären möchte, zusätzlich alternativ die Aminosäure Leucin verwendet (siehe Tab. 3.1 auf Seite 28).

3.1.2. Zusammenfassung der experimentellen Vorgehensweise

Zur Untersuchung wurden alle Konstrukte durch Injektion der cRNS in *Xenopus-laevis-Oozyten* exprimiert und proteinchemisch charakterisiert. N-terminal eingefügte Sequenzen, welche für ein Hexahistidylmotiv kodierten, ermöglichten die spätere Aufreinigung dieser Proteine mittels Ni^{2+}-Agarose-Chromatografie. Dazu wurden die Codons für die sechs Histidine hinter der Basensequenz ATG, welche das Startkodon darstellt, eingefügt.

Zur proteinchemischen Charakterisierung wurde die für den jeweiligen His-rP2X1 kodierende cRNS in *Xenopus-Oozyten* injiziert. Während der Expressionsphase wurde die

3. Ergebnisse

Tabelle 3.1.: Übersicht über die erzeugten rP2X1-Konstrukte
Hier ist ein kurzer Ausschnitt aus der Sequenz der rP2X1-Untereinheit dargestellt, welche sich in unmittelbarer Nachbarschaft zu den TMRs befindet. Die Sequenzen der TMR I und TMR II sind beim Wildtyp (His-rP2X1-WT) hervorgehoben dargestellt. Das Prinzip des *Alanin-Scannings* wird durch die Hervorhebung der ausgetauschten Aminosäuren Alanin (bzw. Leucin) deutlich.

Aminosäuresequenz 20-60	Konstruktname
RMVLVRNKK**VGVIFRLIQLVVLVYVIGWVFV**YEKGYQTSSD	His-rP2X1-WT
RMVLVRNKK**AAAAA**RLIQLVVLVYVIGWVFVYEKGYQTSSD	His-^{29}VGVIF^{33}AAAAA-rP2X1
RMVLVRNKKVG**AAAAA**IQLVVLVYVIGWVFVYEKGYQTSSD	His-^{31}VIFRL^{35}AAAAA-rP2X1
RMVLVRNKKVGVIFRL**AAAAA**LVYVIGWVFVYEKGYQTSSD	His-^{36}IQLVV^{40}AAAAA-rP2X1
RMVLVRNKKVGVIFRLIQLVV**AAAAA**GWVFVYEKGYQTSSD	His-^{41}LVYVI^{45}AAAAA-rP2X1
RMVLVRNKKVGVIFRLIQLVVLVYI**AAAAA**YEKGYQTSSD	His-^{46}GWVFV^{50}AAAAA-rP2X1
RMVLVRNKKVGVIFRLIQLVV**LLLLL**GWVFVYEKGYQTSSD	His-^{41}LVYVI^{45}LLLLL-rP2X1
RMVLVRNKKVGVIFRLIQLVVLVYI**LLLLL**YEKGYQTSSD	His-^{46}GWVFV^{50}LLLLL-rP2X1
Aminosäuresequenz 320-360	Konstruktname
DGKAGKFDIIP**TMTTIGSGIGIFGVATVLCDLLLLH**ILPKR	His-rP2X1-WT
DGKAGKFDIIP**AAAAA**GSGIGIFGVATVLCDLLLLHILPKR	His-^{331}TMTTI^{335}AAAAA-rP2X1
DGKAGKFDIIPTMTTI**AAAAA**IFGVATVLCDLLLLHILPKR	His-^{336}GSGIG^{340}AAAAA-rP2X1
DGKAGKFDIIPTMTTIGSGIG**AAAAA**TVLCDLLLLHILPKR	His-^{341}IFGVA^{345}AAAAA-rP2X1
DGKAGKFDIIPTMTTIGSGIGIFGVA**AAAAA**LLLLHILPKR	His-^{346}TVLCD^{350}AAAAA-rP2X1

metabolische Markierung des Proteins mit L-[^{35}-S]-Methionin durchgeführt. Diese erfolgte bei der Mehrzahl der Konstrukte über Nacht mit Aufreinigung der Proteine am folgenden Tag. Nur bei den TMR I-Konstrukten wurde zusätzlich eine 4-h Markierung, gefolgt von einer 36 h *Chase-Phase* durchgeführt. Die durch Ni^{2+}-Agarose-Chromatografie aufgereinigten Proteine wurden mittels SDS-PAGE und BN-PAGE aufgetrennt und die Radioaktivität durch Phosphoimager-Analyse bzw. radioaktive Röntgenfilmbelichtung sichtbar gemacht. Deglykosylierte Proben wurden ausschließlich mittels Tricin-PAGE aufgetrennt. Alle Konstrukte wurden nach Exprimierung in *Xenopus-Oozyten* von Dr. Ralf Hausmann mittels einer Zwei-Elektroden-Spannungsklemme elektrophysiologisch auf ihre Funktionalität hin überprüft.

3.2. Alanin-Scanning der TMR I

3.2.1. Proteinchemische Charakterisierung

Abb. 3.1 auf Seite 32 zeigt die TMR I-Konstrukte in ihrer nativen und partiell denaturierten Form (BN-PAGE-Gel) sowie in ihrer denaturierten Form (SDS-PAGE-

3.2. Alanin-Scanning der TMR I

Gel). Beim Wildtyp und den ersten drei Mutanten (His-^{29}VGVIF^{33}AAAAA-rP2X1, His-^{31}VIFRL^{35}AAAAA-rP2X1, His-^{36}IQLVV^{40}AAAAA-rP2X1) findet sich im BN-PAGE-Gel in Abb. 3.1B eine einzelne native Bande (Spuren 1,3,5,7), in den partiell denaturierten Proben drei Banden (Spuren 2,4,6,8). Die singuläre Bande im nativ aufgetragenen Eluat entspricht dem regelrecht assemblierten Trimer. Die drei Banden, welche nach partieller Denaturierung in Gegenwart von 0,1 % SDS und DTT in einer Endkonzentration von 100 mM bei 37 °C auftreten, stellen bei einer im Vergleich mit dem Standard BSA ermittelten Masse von ca. 80 kDa die Monomere, Dimere und Trimere dar. Das Molekulargewicht in der BN-PAGE kann laut der Arbeitsgruppe von Schägger [Schägger 2001, Wittig et al. 2006] um bis zu 20 % vom errechneten Wert abweichen (Vgl. hierzu den Hinweis auf Seite 42); das gilt insbesondere für den Vergleich mit löslichen Proteinen. Die beiden Konstrukte im Bereich der Aminosäuren 41-45 und 46-50 sind nur schwach zu sehen: auf dem BN-PAGE-Gel erkennt man His-^{41}LVYVI^{45}AAAAA-rP2X1 nur schemenhaft als Trimer (vgl. Abb. 3.1B, Spur 11) und kräftiger als Monomer in der partiell denaturierten Probe (vgl. Abb. 3.1B, Spur 12). Die Mutante His-^{46}GWVFV^{50}AAAAA-rP2X1 ist auf diesem Gel nur in seiner partiell denaturierten Form schemenhaft sichtbar (vgl. Abb. 3.1B, Spur 14). Die beiden C-terminalen TMR I-Konstrukte (His-^{41}LVYVI^{45}AAAAA-rP2X1, Spur 10 und His-^{46}GWVFV^{50}AAAAA-rP2X1, Spur 11) sind offenbar in ihrer Biosynthese massiv beeinträchtigt, bzw. werden rasch degradiert.

Im SDS-PAGE-Gel in Abb. 3.1A zeigten die ersten drei Mutanten (His-^{29}VGVIF^{33}AAAAA-rP2X1, His-^{31}VIFRL^{35}AAAAA-rP2X1 und His-^{36}IQLVV^{40}AAAAA-rP2X1) eine gute Expression (vgl. Abb. 3.1A, Spuren 2-4). His-^{41}LVYVI^{45}AAAAA-rP2X1 ist nur als schwache Bande sichtbar (vgl. Abb. 3.1A, Spur 5), His-^{46}GWVFV^{50}AAAAA-rP2X1 erscheint noch schwächer, wurde aber gebildet (vgl. Abb. 3.2A, Spur 3 auf Seite 33). Die Polyalaninsequenz im Bereich der TMR I könnte bewirken, dass die entsprechende Domäne nicht mehr lipophil genug ist, um korrekt in die Membran inseriert zu werden. Eine solche Mißfaltung könnte eine rasche Degradation nach sich ziehen. Um diese Möglichkeit zu untersuchen, wurde der gleiche Aminosäurebereich statt zu Alanin zu Leucin mutiert unter der Annahme, dass Leucin als sehr lipophile Aminosäure problemlos die Membranintegration bewerkstelligt. His-^{41}LVYVI^{45}AAAAA-rP2X1, His-^{46}GWVFV^{50}AAAAA-rP2X1 und His-^{41}LVYVI^{45}LLLLL-rP2X1 sowie His-^{46}GWVFV^{50}LLLLL-rP2X1 wurden in einem weiteren Experiment parallel exprimiert (vgl. Abb.3.2 auf Seite 33). Hier zeigte sich im SDS-PAGE-Gel eine wesentlich bessere Expression der Leucin-Mutanten als der Alanin-Mutanten (vgl. Abb.3.2A, Spuren 4 & 5). Im BN-PAGE-Gel trat

3. Ergebnisse

His-^{41}LVYVI^{45}LLLLL-rP2X1 nun deutlich als Trimer auf (vgl. Abb. 3.2B, Spur 7); His-^{46}GWVFV^{50}LLLLL-rP2X1 wurde zwar besser exprimiert, lag aber weiterhin vorwiegend in aggregierter hochmolekularer Form vor (vgl. Abb. 3.2B, Spur 9). Die partielle Denaturierung ergab zusätzlich die bekannten dimeren und monomeren Zustände (vgl. Abb.3.2B, Spuren 8 & 10).

3.2.2. ER-Export / Deglykosylierung

Der rP2X1 durchläuft während der eigentlichen Proteinbiosynthese im ER den Vorgang der N-Glykosylierung, d. h. des enzymatischen Anhangs mehrerer Zuckerketten (Abb. 1.3 auf Seite 12). Schon bei der Synthese im ER wird das Protein – in Abhängigkeit vom P2X-Rezeptorsubtyp – zunächst an mehreren Glykosylierungs-Konsensussequenzen (N-X-S/T) mit Hochmannoseketten versehen (Core-Glykosylierung). Nach erfolgtem ER-Export durchläuft es den Golgi-Apparat, in dessen Zisternen einige dieser Oligosaccharidketten transformiert werden (Komplex-Glykosylierung). Das Vorhandensein von komplex-glykosylierten Oligosaccharidketten spricht für einen erfolgreichen ER-Export.

Zur Überprüfung des Transports des Rezeptors aus dem ER wurde eine Deglykosylierungsanalyse durchgeführt. Dabei wurde das nativ eluierte Protein zuerst mit SDS-Probenpffer unter Zusatz von 100 mM DTT für 15 min bei 56 °C denaturiert und dann in parallelen Ansätzen mit den Enzymen Endo H und PNGase F inkubiert. Endo H hat die Eigenschaft, core-glykosylierte Oligosaccharidketten abzuspalten, während PNGase F sämtliche N-Glykanketten abspaltet. Für alle Alanin-Mutanten der TMR I wurde je eine Probe mit Endo H, mit PNGase F und eine dritte ohne Enzymzugabe inkubiert; anschließend wurden die inkubierten Polypeptide mittels Tricin-PAGE aufgetrennt. Nach Deglykosylierung mit PNGase F trat beim Wildtyp-rP2X1 eine Massenverschiebung auf (vgl. Abb. 3.3, Spur 3 auf Seite 34). Diese singuläre Bande stellte den deglykosylierten Rezeptor ohne N-Glykanketten dar. Sie lag auf gleicher Höhe mit der kräftigen Bande, welche bei der Probe mit Endo H zu sehen war. Neben dieser fand sich im Endo H-Verdau noch eine zweite, schwächere Bande, welche massengrößer war. Es handelte sich hierbei um Protein, welches von Endo H nicht komplett deglykosyliert wurde und somit noch komplexe N-Glykanketten enthielt (vgl. Abb. 3.3, Spur 2). Dieses dreistufige Bild ist kennzeichnend für eine erfolgte Core- und komplexe Glykosylierung des rP2X1-Rezeptors [Rettinger et al. 2000] und belegt demnach einen erfolgreichen Export aus dem ER. Das gleiche Schema von Banden findet sich auch für alle Alanin-Mutanten der TMR I außer His-^{46}GWVFV^{50}AAAAA-rP2X1. Da His-^{46}GWVFV^{50}AAAAA-rP2X1 auch im Großteil der übrigen Experimente nur schwach exprimiert wurde, überraschte dieses Ergebnis nicht. Somit kann man auf einen funktionierenden ER-Export der ersten vier Mutationen schließen.

3. Ergebnisse

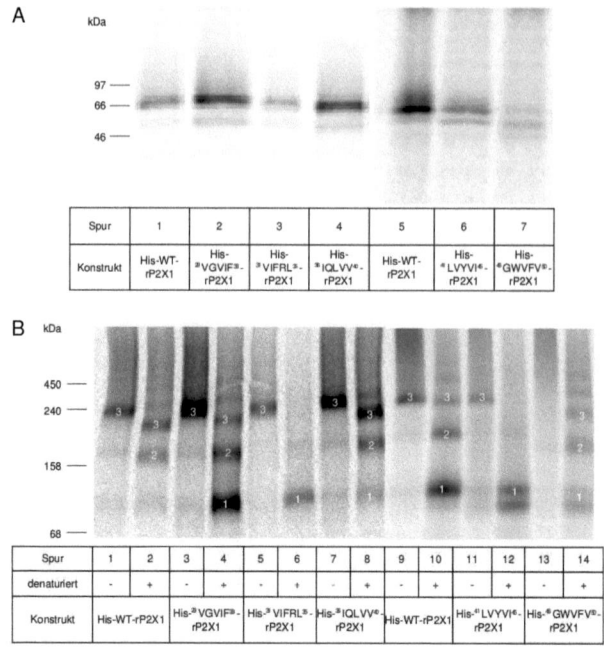

Abbildung 3.1.: Expression und Trimerbildung der TMR I-Alanin-Mutanten
Phosphor-Imager-Scan eines kontinuierlichen SDS-PAGE-Gels (10 % Acrylamid, **A**) sowie eines BN-PAGE-Gels (4-20 % Acrylamid, **B**). Mit 50 nl der cRNA des jeweils angegebenen Konstruktes injizierte *Oozyten* wurden über Nacht mit L-[^{35}-S]-Methionin metabolisch markiert. Unmittelbar folgende Aufreinigung mittels Ni^{2+}-Chelatchromatographie unter Verwendung von Digitonin als Detergens. **A)** SDS-PAGE-Gel: Denaturierung der nativ eluierten Proteine durch Zusatz von 5x LiDS-Probenpuffer und anschließender 15 min Inkubation bei 56 °C. Die Rezeptoruntereinheit zeigt sich als singuläre Bande und gibt einen Eindruck der Stärke der Expression der Mutanten. **B)** BN-PAGE-Gel: das Rezeptorprotein liegt in der nicht-denaturierten Form als Trimer vor. Um die Zahl der Untereinheiten deutlich zu machen, wurden der P2X1-Rezeptor und seine Mutanten zusätzlich partiell denaturiert (Zusatz von 0,1 % SDS und DTT in einer Endkonzentration von 100 mM in jeder Probe und Inkubation bei 37 °C über 1 h). Die Zahlen in der Abb. zeigen an, aus wieviel Untereinheiten sich die Proteinbande zusammensetzt. Die Zahlen am linken Rand zeigen die molekularen Massen (in kDa) der löslichen Massenmarkern an, die in nicht-radioaktiver Form koanalysiert wurden. Die beobachtete Positionierung des nativen P2X1-Rezeptors bei 240 kDa entspricht dem bekannten Laufverhalten des P2X1-Trimers, dessen Masse durch Vergleich mit löslichen Massenmarkern um ∼30 % überschätzt wird [Nicke et al 1998]; siehe auch Hinweise zur Massenbestimmung in BN-PAGE-Gelen auf Seite 42.

3.2. Alanin-Scanning der TMR I

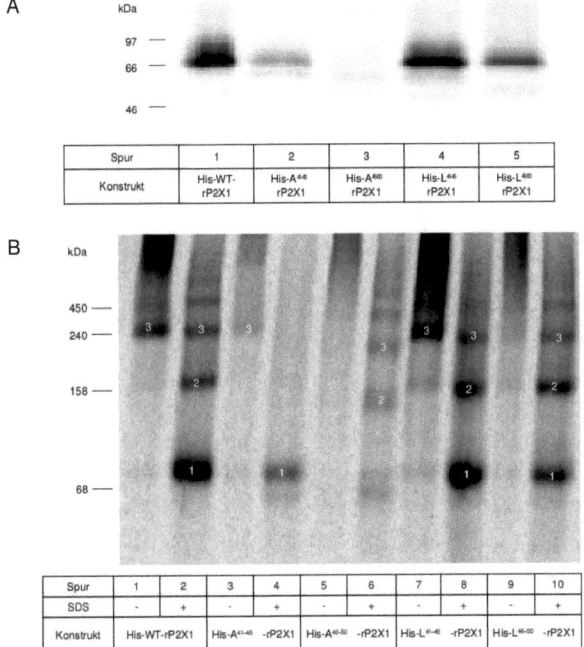

Abbildung 3.2.: Expression und Trimerbildung der TMR I-Alanin-/ Leucin-Mutanten
Phosphor-Imager-Scan eines kontinuierlichen SDS-PAGE-Gels (10 % Acrylamid, **A**) sowie eines BN-PAGE-Gels (4-20 % Acrylamid, **B**). Mit 50 nl der cRNA des jeweils angegebenen Konstruktes injizierte *Oozyten* wurden über Nacht mit L-[^{35}-S]-Methionin metabolisch markiert. Unmittelbar folgende Aufreinigung mittels Ni^{2+}-Chelatchromatographie unter Verwendung von Digitonin als Detergens. **A)** SDS-PAGE-Gel: Denaturierung der nativ eluierten Proteine durch Zusatz von 5x LiDS-Probenpuffer und anschließender 15 min Inkubation bei 56 °C. Die Rezeptoruntereinheit zeigt sich als singuläre Bande und gibt einen Eindruck der Stärke der Expression der Mutanten. **B)** BN-PAGE-Gel: das Rezeptorprotein liegt in der nicht-denaturierten Form als Trimer vor. Um die Zahl der Untereinheiten deutlich zu machen, wurden der P2X1-Rezeptor und seine Mutanten zusätzlich partiell denaturiert (Zusatz von 0,1 % SDS und DTT in einer Endkonzentration von 100 mM in jeder Probe und Inkubation bei 37 °C über 1 h). Die Zahlen in der Abb. zeigen an, aus wieviel Untereinheiten sich die Proteinbande zusammensetzt. Die Zahlen am linken Rand zeigen die molekularen Massen (in kDa) der löslichen Massenmarkern an, die in nicht radioaktiver Form koanalysiert wurden. Durch parallele Expression und Auftragung der Konstrukte His-rP2X$_1^{41-45}$ und His-rP2X$_1^{46-50}$ als Alanin- bzw. als Leucin-Mutante kann die Expression und Trimerbildung direkt verglichen werden.

3. Ergebnisse

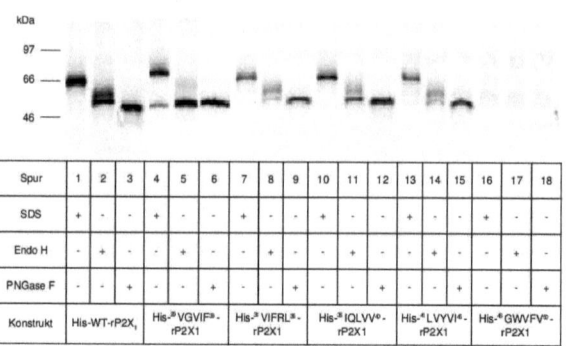

Spur	1	2	3	4	5	6	7	8	9	10	11	12	13	14	15	16	17	18
SDS	+	-	-	+	-	-	+	-	-	+	-	-	+	-	-	+	-	-
Endo H	-	+	-	-	+	-	-	+	-	-	+	-	-	+	-	-	+	-
PNGase F	-	-	+	-	-	+	-	-	+	-	-	+	-	-	+	-	-	+
Konstrukt	His-WT-rP2X$_1$			His-^{3}VGVIF^a-rP2X1			His-^{3}VIFRL^a-rP2X1			His-^{3}IQLVV^a-rP2X1			His-^{3}LVYVI^a-rP2X1			His-^{3}GWVFV^a-rP2X1		

Abbildung 3.3.: N-Glykosylierungszustand der TMR I-Alanin-Mutanten
Phosphor-Imager-Scan eines kontinuierlichen Tricin-PAGE-Gels (10 % Acrylamid). Mit 50 nl der cRNA des jeweils angegebenen Konstruktes injizierte *Oozyten* wurden über Nacht mit L-[^{35}-S]-Methionin metabolisch markiert. Direkt im Anschluß erfolgte die Aufreinigung mittels Ni^{2+}-Chelatchromatographie unter Verwendung von Digitonin als Detergens. Vor der Zugabe der Enzyme Endo H (zusammen mit Endo H-Puffer) und PNGase F (zusammen mit NP-40) wurden die nativen Proben in parallelen Ansätzen mit SDS-Probenpuffer und DTT im Verhältnis 100 U/10 μl versetzt und 15 min bei 56 °C denaturiert. Die Inkubation mit Endo H bzw. PNGase F bei 37 °C dauerte 2-3 h.

3.2. Alanin-Scanning der TMR I

3.2.3. Elektrophysiologische Ergebnisse

Alle rP2X1-Mutanten wurden mittels einer Zwei-Elektroden-Spannungsklemme auf ihre Funktionalität hin überprüft. Dabei wurde das Öffnungsverhalten bei 10 s dauernder Gabe von 1 μM ATP aufgezeichnet und in einer Stromkurve festgehalten. Hierbei ergab sich das für den WT-rP2X1 typische Stromprofil, welches durch schnellen Stromanstieg bei Öffnen des Kanals sowie schnellen Stromabfall durch Desensibilisierung gekennzeichnet ist. Die Amplitude des Stroms betrug beim WT-rP2X1-Rezeptor ca. 5 μA, wie in Abb. 3.4A zu sehen ist.

Keine Mutante der TMR I, weder jene mit Alanin-Block-Mutationen noch die Leucinsubstituierten, zeigten eine elektrophysiologische Reaktion auf ATP im Sinne einer Stromamplitude (vgl. 3.4B & C).

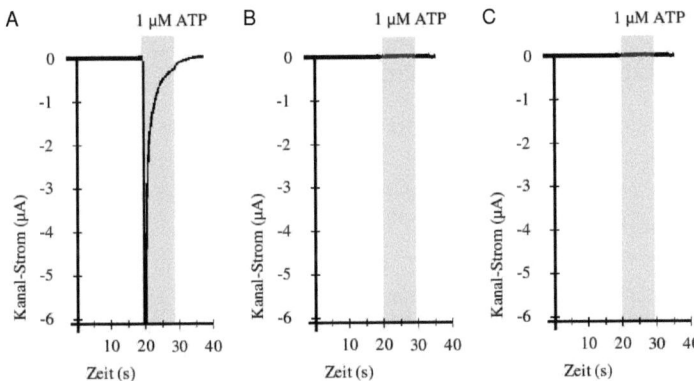

Abbildung 3.4.: Elektrophysiologische Funktion der TMR I-Mutanten
Mit Hilfe der Zwei-Elektroden-Spannungsklemme wurden die von den *Xenopus-Oozyten* gebildeten rP2X1-Mutanten zwei Tage nach der cRNA-Injektion auf ihre Funktionalität überprüft. Bei einer 10 s dauernden Gabe von 1 μM ATP (grau hinterlegt) tritt beim WT-rP2X1 das charakteristische Stromprofil auf: zuerst erfogt ein schneller Stromanstieg mit Amplituden von ca. 5 μA. Trotz fortdauernder ATP-Gabe folgt unmittelbar ein schneller Stromabfall, welcher duch den unmittelbaren Schluss des Kanals infolge Desensibilisierung bedingt ist. Typische Stromkurven der Blockmutanten der TMR I: **A)** Typisches Stromprofil des Rezeptorwildtyps (rP2X1-WT). **B & C)** Weder die Alanin-Blockmutanten noch die Leucin-Blockmutanten zeigten eine elektrophysiologische Reaktion auf die ATP-Applikation im Sinne einer Stromamplitude.

3. Ergebnisse

3.3. Alanin-Scanning der TMR II

3.3.1. Proteinchemische Charakterisierung

In der BN-PAGE ist bei den nativen Proben eine einzelne Bande zu beobachten, während die bei 37 °C partiell denaturierten Proben drei Banden aufweisen, welche bei ca. 80 kDa, ca. 160 kDa und 240 kDa liegen (vgl. 3.5B auf Seite 37). Diese entsprechen wieder den nativen Rezeptor-Trimeren sowie den Monomeren und Dimeren. Im BN-PAGE-Gel ergab sich kein Unterschied in der Menge an gebildetem Trimer. Von den vier Mutanten der TMR II konnte bei allen Konstrukten im SDS-PAGE-Gel eine gute Expression beobachtet werden, wie aus Abb. 3.5A ersichtlich ist. His-^{341}IFGVA^{345}AAAAA-rP2X1 und His-^{346}TVLCD^{350}AAAAA-rP2X1 erschienen im SDS-PAGE-Gel lediglich etwas schwächer als die übrigen Mutanten der TMR II.

3.3.2. Elektrophysiologische Ergebnisse

Die elektrophysiologischen Folgen der Alanin-Block-Mutationen in TMR II waren, im Gegensatz zu denen der TMR I, recht heterogen. Die ersten zwei Mutanten His-^{331}TMTTI^{335}AAAAA-rP2X1 und His-^{336}GSGIG^{340}AAAAA-rP2X1 stellten sich mit nur geringer Funktion dar (vgl. Abb. 3.6A auf Seite 38). Zwar ähnelten ihre Stromprofile dem des Wildtyp-rP2X1-Rezeptors, der bei ihrer Stimulation fließende Strom jedoch betrug lediglich ca. 0,5 μA, im Gegensatz zum Wildtyp mit 5 μA (Abb. 3.6B).

Die Mutante His-^{341}IFGVA^{345}AAAAA-rP2X1 ergab einen Kanal mit Wildtyp-identischer Stromkurve (Abb. 3.6B). His-^{346}TVLCD^{350}AAAAA-rP2X1 zeigte keine elektrophysiologische Reaktion auf ATP im Sinne eines Stromflusses (Abb. 3.6C).

3.3. Alanin-Scanning der TMR II

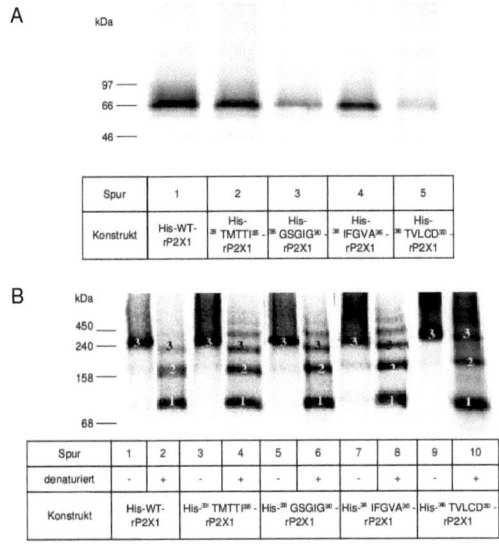

Abbildung 3.5.: Expression und Trimerbildung der TMR II-Mutanten
Phosphor-Imager-Scan eines kontinuierlichen SDS-PAGE-Gels (10 % Acrylamid, **A**) sowie eines BN-PAGE-Gels (4-20 % Acrylamid, **B**). Mit 50 nl der cRNA des jeweils angegebenen Konstruktes injizierte *Oozyten* wurden über Nacht mit L-$[^{35}$-S]-Methionin metabolisch markiert. Unmittelbar folgende Aufreinigung mittels Ni^{2+}-Chelatchromatographie unter Verwendung von Digitonin als Detergens. **A)** SDS-PAGE-Gel: Denaturierung der nativ eluierten Proteine durch Zusatz von 5x LiDS-Probenpuffer und anschließender 15 min Inkubation bei 56 °C. Die Rezeptoruntereinheit zeigt sich als singuläre Bande und gibt einen Eindruck der Stärke der Expression der Mutanten. **B)** BN-PAGE-Gel: das Rezeptorprotein liegt in der nicht-denaturierten Form als Trimer vor. Um die Zahl der Untereinheiten deutlich zu machen, wurden der P2X1-Rezeptor und seine Mutanten zusätzlich partiell denaturiert (Zusatz von 0,1 % SDS und DTT in einer Endkonzentration von 100 mM in jeder Probe und Inkubation bei 37 °C über 1 h). Die Zahlen in der Abb. zeigen an, aus wieviel Untereinheiten sich die Proteinbande zusammensetzt. Die Zahlen am linken Rand zeigen die molekularen Massen (in kDa) der löslichen Massenmarkern an, die in nicht-radioaktiver Form koanalysiert wurden. Die beobachtete Positionierung des nativen P2X1-Rezeptors bei 240 kDa entspricht dem bekannten Laufverhalten des P2X1-Trimers, dessen Masse durch Vergleich mit löslichen Massenmarkern um ~30 % überschätzt wird [Nicke et al 1998]; siehe auch Hinweise zur Massenbestimmung in BN-PAGE-Gelen auf Seite 42.

3. Ergebnisse

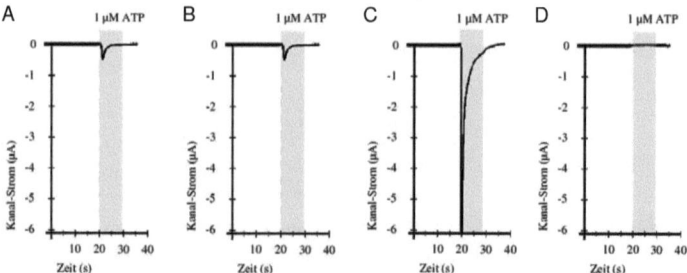

Abbildung 3.6.: Elektrophysiologische Funktion der TMR II-Mutanten
Mit Hilfe der Zwei-Elektroden-Spannungsklemme wurden die von den *Xenopus-Oozyten* gebildeten rP2X1-Mutanten zwei Tage nach der cRNA-Injektion auf ihre Funktionalität überprüft. Bei einer 10 s dauernden Gabe von 1 μM ATP (grau hinterlegt) tritt beim WT-rP2X1 das charakteristische Stromprofil auf: ein initialer schneller Stromanstieg mit Flüssen von ca. 5,5 μA. Konsekutiver schneller Stromabfall trotz fortdauernder ATP-Gabe, bedingt duch den unmittelbaren Schluss des Kanals infolge Desensibilisierung. Typische Stromkurven der Alanin-Blockmutanten der TMR II:
A & B) Die Konstrukte His-^{331}TMTTI^{335}AAAAA-rP2X1 und His-^{336}GSGIG^{340}AAAAA-rP2X1 reagierten auf eine 10 s ATP-Gabe mit raschem Stromanstieg und schnellem Stromabfall, was an dem WT-Stromprofil ähnelt, es trat jedoch eine deutlich niedrigere Stromamplitude von ca. 0,5 μA auf. **C)** His-^{341}IFGVA^{345}AAAAA-rP2X1 zeigte das normale, WT-ähnliche Stromprofil mit normaler Stromamplitude (5 μA). **D)** His-^{346}TVLCD^{350}AAAAA-rP2X1 zeigte keine elektrophysiologische Reaktion auf die ATP-Applikation im Sinne einer Stromamplitude.

4. Diskussion

4.1. Einleitung

Betrachtet man die Daten dieser experimentellen Arbeit, so wurden im Wesentlichen vier einzelne Aspekte der verschiedenen rP2X1-Mutanten untersucht:

- die Expressionsstärke in *Xenopus-laevis-Oozyten*,
- der Export aus dem ER, indirekt untersucht anhand des N-Glykosylierungsstatus,
- die Assemblierung zu Homotrimeren,
- die elektrophysiologische Funktionalität als ATP-sensitiver Kationenkanal an der Zelloberfläche.

Lässt man außer Acht, dass der N-Glykosylierungsstatus nur für die TMR I-Mutanten bestimmt wurde, so weisen die Experimente bezüglich der drei anderen Teilaspekte immer noch ein recht heterogenes Bild von Ergebnissen auf. Aufgrund der Vielfalt der Aspekte werde ich zunächst die technischen Unwägbarkeiten beleuchten, welche zu mangelnder oder fehlerhafter Proteinbiosynthese geführt haben könnten. Nachfolgend werde ich die Teilaspekte Assemblierung, Funktion und ATP-Interaktion behandeln und schließlich einige Interpretationsmöglichkeiten der Ergebnisse im Zusammenhang mit den Erkenntnissen anderer Arbeitsgruppen sowie mögliche ergänzende Untersuchungsmöglichkeiten aufzeigen.

4.2. Diskussion der Methodik

4.2.1. Beeinflussung der Proteinbiosynthese

Das Setzen einer Mutation mittels gerichteter Mutagenese ist eine sehr verlässliche Methode, da diese mittels DNS-Sequenzierung unmittelbar überprüft werden kann. Die Bio-

4. Diskussion

synthese eines durch Mutagenese veränderten Proteins ist ein komplexer Vorgang, welcher nicht nur labortechnischen Kontrollen, sondern primär intrazellulären Selektierungsmechanismen unterliegt: mangelhaft gefaltete bzw. nicht-assemblierte und möglicherweise aggregierte Protein-Exemplare werden automatisch durch die sogenannte Qualitätskontrollfunktion der Zelle einem Abbauvorgang zugeführt, um die Funktionsfähigkeit der Zelle zu sichern [Hammond & Helenius 1995]. Die schwache Expression der Mutanten His-$^{41-45}$AAAAA-rP2X1 bzw. His-$^{46-50}$AAAAA-rP2X1 könnte durchaus auf frühzeitiger Degradation im ER beruhen.

Als nächster Schritt erfolgt das Einbringen der mutierten DNS in ein Expressionssystem, hier in *Xenopus-Oozyten*. Dieses Expressionssystem hat sich sowohl in Experimenten unserer Arbeitsgruppe als auch in anderen Arbeitsgruppen bewährt [Nicke et al. 1998, Ennion et al. 2000, Nicke 2003]. Jedoch erwies sich die Expressionsrate der *Xenopus-Oozyten* gelegentlich als abhängig von interindividuellen Unterschieden der Tiere. Durch die Injektion von WT-cRNA in eine Kontrollgruppe von *Xenopus-Oozyten* kann eine mutationsabhängige Unterexpression von jener sicher unterschieden werden, welche auf zyklusbedingte Expressionsschwächen der Zellen zurückzuführen ist. Die radioaktive Markierung mit L-[^{35}-S]-Methionin kann nur den biochemischen Teil der Ergebnisse beeinflussen, da die Zellen, welche später elektrophysiologisch vermessen werden, von der Markierung ausgeschlossen sind.

4.2.2. Beeinflussung der elektrophysiologischen Aktivität

Da die *Xenopus-Oozyten* keine endogenen P2X-Untereinheiten exprimieren, handelt es sich bei dem gebildeten P2X1-Protein, ob Wildtyp oder Mutante, immer um das durch cRNA-Injektion zur Expression gebrachte Protein. Jedoch birgt das Verfahren der Zwei-Elektroden-Spannungsklemme andere Probleme, welche zum vermeintlichen Ergebnis der Nicht-Funktion des Rezeptors führen können: so ist es vor allem essentiell, dass die Zellmembran, abgesehen von den einzustechenden Elektroden, als elektrochemische Barriere intakt bleibt. Im Falle eines Lecks tritt ATP, welches sich natürlicherweise im Zytoplasma befindet, nach extrazellulär und es kommt zur vorzeitigen Desensibilisierung des Rezeptors. Der zeitweise refraktäre Kanal wird dann fälschlicherweise als funktionslos eingestuft. Dieses Problem kann durch sorgfältiges Einstechen mit fein ausgezogenen Elektroden und der Auswahl möglichst gesunder Oozyten aus einer größeren Anzahl an cRNA-injizierten Oozyten pro Mutante jedoch weitgehend umgangen werden.

4.3. Diskussion der Ergebnisaspekte und Ausblick

Während die Expressionsstärke, die N-Glykosylierung sowie die Assemblierung zum Trimer im Wesentlichen unmittelbar aus den proteinbiochemischen Ergebnissen hervorgehen, lässt die Aussage "Kanal zeigt keinen Stromfluss bei ATP-Gabe" keine genauen Rückschlüsse auf die Auswirkungen der Mutation zu. Dies ist durch die Tatsache bedingt, dass der Zustand der Funktionalität vielfältig bedingt ist: einerseits erfordert ein Stromfluss eine korrekte Biosynthese der P2X-Untereinheit und ihre Assemblierung zum Homotrimer, was ja parallel mittels PAGE festzustellen ist. Gleichzeitig muss der Transport des mutierten Homotrimers an die Plasmamembran gewährleistet sein. Außerdem darf weder die ATP-Bindungsstelle noch der *Gating*-Mechanismus, welcher die Öffnung der Pore für Kationen bewirkt, durch die Mutation außer Funktion gesetzt werden. Schließlich muss es sich um einen Kationen-permeablen Kanal handeln, welcher mutationsbedingt weder Engstellen noch ladungsbedingte Passagehindernisse bietet. Eine elektrophysiologische Inaktivität lässt demnach Raum für Überlegungen, ob

- der als Trimer gebildete Kanal an der Zelloberfläche erscheint und eingebaut wird,

- die Mutation eine folgenschwere Veränderung der ATP-Bindungsstelle bewirkt,

- die Mutation eine Veränderung der Öffnungsfähigkeit (*Gating*) des Kanals bedeutet oder

- die neue Architektur der Pore bezüglich Weite und Ladung ein Hindernis für einen ungehinderten Kationenfluss darstellt.

4.3.1. Einbau in die Zelloberfläche

Der Proteineinbau in die Zellmembran stellt eine Lücke zwischen der Visualisierung des trimeren Produktes in der BN-PAGE und der Elektrophysiologie dar. Erstere entspricht der exprimierten Gesamtmenge aus intrazellulärem und in die Plasmamembran eingebautem Protein, letztere erfasst nur die membranständigen Rezeptoren. Um den Zwischenschritt des Einbaus in die Plasmamembran ebenfalls sichtbar zu machen, bedarf es eines Verfahrens, welches den tatsächlichen Einbau des Rezeptors in die Zellmembran eindeutig zeigt. Ein solches Verfahren wäre etwa die Oberflächenmarkierung. Hierbei werden in die Zellmembran eingebaute Proteine, bei erhaltener Integrität der Zelle, von außen radioaktiv oder mittels Fluoreszenzfarbstoff markiert und im Anschluss aufgereinigt und sichtbar gemacht. Untersuchungen, welche außer der Darstellung der Trimerarchitektur mittels

4. Diskussion

PAGE und der Funktion mittels Elektrophysiologie auch den Einbau in die Membran mittels Oberflächenmarkierung beinhalten, wären demnach eine sinnvolle, weiterführende Untersuchung. Die Aufreinigung mittels Ni^{2+}-Chelatchromatographie bleibt dabei verständlicherweise die gleiche, da es sich um dieselben His-versehenen Konstrukte handelt. Da zum Teil von den radioaktiven Experimenten abweichende Ergebnisse möglich sind, hat die Technik der Fluoreszenzmarkierung sowohl vergleichende als auch ergänzende Aufgaben.

4.3.2. Assemblierung der Monomere zu Trimeren

Die Zusammenlagerung einzelner P2X1-Untereinheiten zu Multimeren war gleich nach ihrer Klonierung postuliert worden. Experimentell wurde eine zum damaligen Zeitpunkt unerwartete trimere Struktur erstmals von unserer Arbeitsgruppe aufgezeigt [Nicke et al. 1998] und nachfolgend von uns [Aschrafi 2004] und anderen [Nicke 2003, Jiang et al. 2003] bestätigt. Erst kürzlich wurde durch die erhaltene Kristallstruktur des P2X4 des Zebrafisches jeder Zweifel an der trimeren Architektur der P2X-Rezeptoren eliminiert. Hier zeigte sich auch, dass die Kontaktstellen der Untereinheiten rein extrazellulär liegen [Kawate et al. 2009], wie dies schon von Duckwitz et al. [Duckwitz et al. 2006] beschrieben worden war (siehe Abb. 4.1 auf Seite 47). Auch in meiner Studie fanden sich, sofern eine ausreichende Expression stattfand, im BN-PAGE-Gel stets Banden mit einem Molekulargewicht von ca. 240 kDa, welches der Summe dreier Monomere zu je ca. 80 kDa entspricht. Da das tatsächliche Molekulargewicht der P2X1-Untereinheiten bei ca. 57 kDa liegt, kommt in den Banden bei 80, 160 bzw. 240 kDa nur die trimere Struktur zum Ausdruck. Das Molekulargewicht in der BN-PAGE kann laut Schägger [Schägger 2001, Wittig et al. 2006] um bis zu 20 % variieren, bzw. vom errechneten Wert abweichen. Besonders große Differenzen zeigen dabei sehr basische Membranproteine, wie z. B. die P2X1-Untereinheit [Nicke et al. 1998], da die negativen Ladungen des bindenden Farbstoffes *Coomassie Blue G* die große Anzahl an basischen Aminosäuren nur bedingt ausgleichen können [Wittig et al. 2006]. Andererseits wird angenommen, dass eine geringere Delipidation, wie sie auch bei dem in dieser Arbeit verwendeten Digitonin im Gegensatz zu Dodecylmaltosid oder Triton X-100 vorkommt, zu vermeintlich höheren Massezahlen führt [Schägger 2001]. Auch in meiner Studie fanden sich bei zahlreichen P2X1-Mutanten nach Denaturierung jene weitere Banden bei 80 und 160 kDa, welche der monomeren und dimeren Form des P2X1-Rezeptors entsprechen. Die Definiertheit der nativen P2X1-Banden im BN-PAGE-Gel spricht gegen eine zufällige Zusammenlagerung (Aggregation) der P2X1-Untereinheiten. Es ist also bei den in einer definierten Bande im

4.3. Diskussion der Ergebnisaspekte und Ausblick

BN-PAGE-Gel erscheinenden P2X1-Mutanten von Rezeptortrimeren auszugehen, wobei eine korrekte Assemblierung noch keine elektrophysiologische Aktivität bedeutet. So haben z. B. Versuche mit P2X5-Mutanten ergeben, dass zur Assemblierung lediglich 11 der 22 Aminosäuren der TMR II gleichsam als Anker in der Zellmembran benötigt werden, die so entstandenen definierten Homotrimere jedoch keine funktionsfähigen Kanalproteine repräsentieren [Duckwitz et al. 2006].

4.3.3. ATP-Bindungsstelle

Die Ergebnisse der vorliegenden Arbeit zeigen, dass eine Veränderung von nur fünf Aminosäuren der TMR I in Folge durchweg die Funktion des P2X1-Rezeptors aufhebt. Dabei führt die Mutation zu Leucin oder Alanin am distalen Ende der TMR zum gleichen Resultat. In der Literatur fanden sich zum Zeitpunkt der experimentellen Phase meiner Doktorarbeit bereits mehrere Hinweise darauf, dass für die ATP-Bindungsstelle wichtige Sequenzelemente in der extrazellulären Schleife, kurz hinter der TMR I, liegen [Ennion et al. 2000, Roberts 2003]. Nur zwei der sieben P2X-Subtypen reagieren darüber hinaus sowohl auf ATP als auch auf dessen Analogon, das α-Methylen-ATP [North & Surprenant 2000]. Die Lokalisation dieses funktionellen Unterschiedes könnte einen Hinweis auf die Sequenz geben, welche entscheidend für den Effekt von ATP am Rezeptor ist. Schon in einer Arbeit von Haines wurde berichtet, dass der hintere Bereich der TMR I entscheidenden Einfluss auf die Selektivität des Agonisten hat [Haines 2001]. In vergleichenden Versuchen verschiedener P2X-Chimären fand er heraus, dass ein α-Methylen-ATP-insensitiver P2X-Rezeptor (P2X2, P2X4, P2X5, P2X6) α-Methylen-ATP-sensitiv wird, wenn man seine TMR I durch die eines α-Methylen-ATP-sensitiven Rezeptors (P2X1, P2X3) ersetzt. Verfolgte man diesen Gedanken weiter, so könnte man einzelne Sequenzen der TMR I von P2X2, P2X4, P2X5 oder P2X6 in die TMR I des P2X1 einsetzen und überprüfen, wann P2X1 nicht mehr auf α-Methylen-ATP anspricht.

Diese so genannten Chimären sind nützliche Rezeptorkonstrukte, deren Monomere sich aus Anteilen zweier unterschiedlicher Rezeptor-Subtypen (mit unterschiedlichen Eigenschaften) zusammensetzen. Auch bei der Unterscheidung zwischen Ligand-Bindung und dem Öffnen bzw. Schließen des Kanals (ATP-*Binding* und *Gating*) sind Chimären von großer Bedeutung. So zeigten Rettinger und Schmalzing mit Hilfe einer P2X2/P2X1-Chimäre, dass die Ektodomäne der rP2X1-Untereinheit dem Rezeptor seine Ansprechbarkeit schon auf nanomolare Konzentrationen von ATP verleiht, diese aber von der dem P2X1-Rezeptor inhärenten raschen Desensibilisierung maskiert ist [Rettinger & Schmalzing 2004]. In weiteren Publikationen wurde die Rolle einzelner Aminosäuren im Zusam-

4. Diskussion

menhang mit der Ansprechempfindlichkeit auf ATP beschrieben. So wurde zum Beispiel von Nakazawa beschrieben, dass sieben extrazellulär gelegene Aminosäuren in der P2X2-Untereinheit die ATP-Ansprechbarkeit entschieden herabsetzten oder gar ganz aufheben [Nakazawa 2004]. Vier von den genannten Aminosäuren finden sich auch in der P2X1-Untereinheit wieder, nämlich Cys227, Phe230, Leu232 und Gly233 (Cys224, Phe227, Leu229 und Gly230 im P2X2), ebenfalls im extrazellulären Bereich. Ähnliches trifft für Lys190 zu, welches im P2X4 für die ATP-Bindungskoordination wichtig ist und ebenfalls im P2X1 vorkommt. Speziell diese fünf Positionen auszutauschen wäre ein weiterer Schritt in der Untersuchung der Funktionalität des P2X1, würde jedoch aufgrund der extrazellulären Lage der Aminosäuren von der Thematik der TMRs fortführen.

Neuere Ergebnisse aus der 2009 veröffentlichten Kristallstrukturanalyse lokalisieren die ATP-Bindungsstelle 45 Å über der Pore. Die drei ATP-Bindungsstellen des Rezeptortrimers finden sich in Form dreier Taschen, welche von konstanten Aminosäuren je zweier benachbarter Untereinheiten gebildet werden. Die an der ATP-Bindungsstelle beteiligten Aminosäuren sind durchweg auch in der P2X1-Untereinheit enthalten. Eine Konformationsänderung der extrazellulären Rezeptoranteile mit Schließen der besetzten Tasche und Übertragung der Bindungsinformation an die kanalbildenden Anteile wird vermutet [Kawate et al. 2009]. Die Beeinflussung der ATP-Bindung durch die in dieser Arbeit durchgeführten Mutationen ist also unwahrscheinlich. Ein zu untersuchender Punkt wäre allerdings die Manipulation der Übertragung, bzw. eben jene von Kawate und Mitarbeitern vermutete Konformationsänderung, welche dem *Gating* vorausgeht und an der die TMRs offenbar einen wesentlichen Anteil haben.

4.3.4. Öffnungsfähigkeit/*Gating*

Neuere und neuste Erkenntnisse weisen darauf hin, dass ausschließlich die TMR II für die Porenbildung verantwortlich ist. So haben Li et al. Cysteine in die TMRs eingeführt und anhand der Zugänglichkeit dieser Loci für Thiolverbindungen die Positionierung der entsprechenden Region in Bezug auf die Pore und das *Gate* näher bestimmt. Ihren Ergebnissen zufolge befindet sich die TMR II zentral entlang der kanalbildenden Pore, während die TMR I eher peripher zur TMR II liegt. Darüber hinaus ließen die Ergebnisse vermuten, dass das *Gate* von einem externen Abschnitt der zweiten TMR gebildet wird [Li et al. 2008]. Diese Vermutungen decken sich mit den Erkenntnissen der Kristallstrukturanalyse des zfP2X4 sowie weiterführender Cysteinsubstitutionsexperimente (SCAM-Methode) am P2X2, welche die wasserzugänglichen Aminosäuren des offenen Kanals ausschließlich der TMR II zuordnen und der TMR I eine exzentrische Position

4.3. Diskussion der Ergebnisaspekte und Ausblick

zuweisen [Kawate et al. 2009, Kracun et al. 2010]. Das *Gate* wird dabei zwischen den Positionen L340-A347 (zfP2X4), bzw. T336-T339 (P2X2) vermutet, was den Aminosäuren T333-G340 in rP2X1 entspricht. Die in meiner Arbeit untersuchten Mutanten ^{331}TMTTI^{335}AAAAA-rP2X1 und ^{336}GSGIG^{340}AAAAA-rP2X1 zeigten nur noch einen minimalen Stromfluss auf ATP-Gabe, was zu einem mutationsbedingten Defekt des *Gates* passen würde. Die einzige Alanin-Blockmutante der TMR II, welche keinerlei elektrophysiologische Funktion zeigte, war ^{346}TVLCD^{350}AAAAA-rP2X1. Diese schließt eine wichtige Aminosäure ein, welche auch in der Funktionalität des P2X5 eine entscheidende Rolle spielt, D355. Dieses konservierte Aspartat, D350 im P2X1, ist möglicherweise wichtig für die Stabilisierung der inneren TMR-Anteile bei der *Gating*-assoziierten Konformationsänderung. Auch eine Unterstützung der extrazellulären Kontaktoberflächenbildung bei der Trimerbildung im Sinne einer Gerüstfunktion der TMR II im Allgemeinen und des Aspartats im Besonderen wurde vermutet [Duckwitz et al. 2006]. Da ^{346}TVLCD^{350}AAAAA-rP2X1 jedoch trotz fehlendem D350 keine schwache, sondern eine gute Expressionsrate zeigte, kann letzteres hier nicht bestätigt werden. Allerdings zeigen die Ergebnisse der vorliegenden Arbeit, dass der TMR I zumindest eine entscheidende adjuvante Funktion bezüglich der Kanalfunktion zukommt, da jegliche an ihr durchgeführte Mutation sogar bei guter Proteinbildung und regelrechter Assemblierung zum Homotrimer zum elektrophysiologischen Funktionsverlust führte. In der Tat kamen Samways und Kollegen zu der Erkenntnis, da ein konserviertes Tyrosin (Tyr43) in der TMR I des P2X2-Rezeptors wahrscheinlich eine Bindungsstelle für das permeierende Kalzium darstellt [Samways et al. 2008]. Im P2X4 handelt es sich um Tyr45, welches in der Kristallstruktur ebenfalls in der TMR I gelegen ist. So besteht also trotzdem die Möglichkeit, dass die TMR I im geöffneten Rezeptor doch Anschluss an die Pore hat. Während die übrigen Aminosäurereste der TMR I jener Arbeit zufolge keinen wesentlichen Beitrag zur Permeabilität des Kanals leisten, wäre dieses Tyrosin ein lohnendes Zielobjekt für weiterführende Untersuchungen, da es an gleicher Stelle auch im P2X1-Rezeptor vorkommt. Um den Beitrag von Tyr43 zur Funktion des offenen P2X1-Rezeptorkanals zu bestimmen, könnte man Tyr43 durch Cystein ersetzen und anhand dieser Mutante prüfen, ob Thiolverbindungen wie MTSEA oder MTSET den geöffneten Kanal blockieren. Da sich die zitierten Arbeiten [Li et al. 2008, Kawate et al. 2009, Kracun et al. 2010] vor Allem mit der TMR II und dem *Gate* befassen, wäre die systematische weiterführende Untersuchung der TMR I in Zusammenhang mit elektrophysiologischen Funktionsversuchen ein weiterer Schritt auf dem Weg zur Ergründung der oben genannten Konformationsänderung. Zusätzlich hat das Kristallstrukturmodell des zfP2X4 gezeigt, dass die nach

4. Diskussion

extrazellulär gelegene Öffnung der Pore im Ruhezustand des Kanals mit einer Weite von 2,3 Å zu eng für einströmende Kationen ist (siehe Abb. 4.1 auf Seite 47). Eine unbehinderte Kationenpassage wäre nach dieser Erkenntnis nur durch eine Erweiterung dieser Engstelle durch Konformationsänderung möglich. Da das Kristallstrukturmodell eine Anordnung der TMRs im 45°-Winkel zur Zellmembran und ohne direkten Kontakt zu den anderen Untereinheiten vorsieht, kommt den TMRs ein gewisses Beweglichkeitspotential zu, was eine Konformationsänderung bzw. eine Änderung der Anordnung ermöglichen würde. Dies würde Tyr43 im geöffneten Zustand durchaus einen Zugang zur Pore ermöglichen. Eine Kristallstruktur eines P2X-Rezeptors in seinem geöffneten Zustand – das vorliegende zfP2X4-Modell beschreibt lediglich den Ruhezustand des Kanals – würde hier Klarheit schaffen.

4.3. Diskussion der Ergebnisaspekte und Ausblick

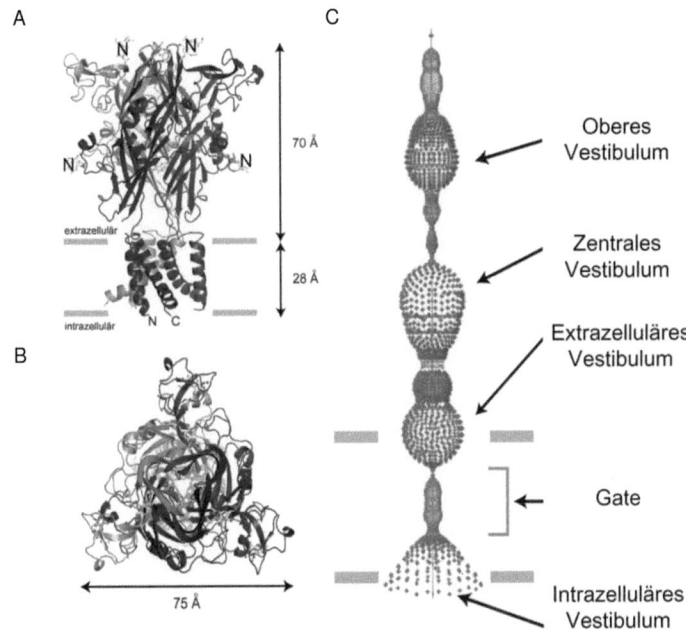

Abbildung 4.1.: Röntgenkristallstruktur des Zebrafisch-P2X4-Rezeptors
A) Ansicht der homotrimeren zfP2X4 Struktur parallel zur Zellmembran. Jede der drei Untereinheiten ist anders eingefärbt. Mit N gekennzeichnet: N-glykosidisch verknüpfte Oligosaccharidseitenketten. Die grauen Balken stellen die innere und äußere Lipidschicht der Plasmamembran dar. **B)** Ansicht der homotrimeren zfP2X4-Struktur parallel zur Molekülachse, von extrazellulär gesehen. **C)** Modell der Porenoberfläche (berechnet mit dem Programm Hole [Smart et al. 1993]). Jede Farbe repräsentiert einen bestimmten Radiusbereich, gemessen vom Rezeptorzentrum (rot: < 1,15 Å, grün: 1,15-2,3 Å, violett: > 2,3 Å). (Bildquelle: Kawate et al. 2009, Nature).

5. Zusammenfassung

Zu den ligandengesteuerten Ionenkanälen zählen neben den ionotropen Glutamatrezeptoren und den Cys-loop-Rezeptoren als dritte Klasse die P2X-Rezeptoren, die auf extrazelluläres ATP mit der Öffnung eines Kationen-leitenden Kanals reagieren. Um die Rolle der beiden Transmembran-Regionen TMR I (Aminosäuren 29-50) und TMR II (Aminosäuren 331-350) für die Assemblierung und Kationenkanalfunktion des P2X1-Rezeptors der Ratte aufzuklären, wurde ein *Alanin-* bzw. *Leucin-Scanning* der TMR I und II durchgeführt. Die in *Xenopus laevis-Oozyten* exprimierten und mit L-[^{35}-S]-Methionin radioaktiv markierten Rezeptorproteine wurden mittels Ni^{2+}-Chelatchromatographie aufgereinigt und durch SDS-PAGE und Blaue-Native-PAGE auf Expression und Assemblierungsverhalten hin überprüft. In der TMR I hatte der Austausch von fünf aufeinander folgenden Resten gegen Alanin in den Positionen 29-40 keinen erkennbaren Einfluss auf die Assemblierung zu Homotrimeren (basierend auf Blauer–Nativer-PAGE) und den Export aus dem Endoplasmatischen Retikulum (basierend auf Deglykosylierungsanalysen). Alanin-Block-Mutationen im C-terminalen Bereich der TMR I (Aminosäuren 41-50) destabilisierten das Protein und führten zu seinem raschem Abbau. Analoge Leucin-Block-Mutanten trimerisierten dagegen regelrecht und waren metabolisch stabil. Allen TMR I-Mutanten gemein ist ihre fehlende elektrophysiologische Funktionalität bei ATP-Stimulierung. Alle TMR II-Alanin-Block-Mutanten assemblierten ähnlich gut zu Homotrimeren wie der Wildtyp-P2X1-Rezeptor, aber nur die Alanin-Substitution von ^{341}IFGVA^{345} hatte keinen Einfluss auf die ATP-induzierte Stromamplitude. Die anderen Blockmutanten waren dagegen elektrophysiologisch kaum oder gar nicht funktionsfähig. Die Ergebnisse zeigen, dass die TMR I des rP2X1 trotz ihrer – nach der 2009 publizierten Röntgenkristallstruktur – peripheren, nicht zum geschlossenen Kanal beitragenden Lage, eine wichtige Rolle in der ATP-induzierten Kanalöffnung hat. Dies könnte ein Hinweis auf eine Konformationsänderung des Rezeptors sein, durch die die TMR I am geöffneten Kanal beteiligt wird. Die Afunktionalität der TMR II-Mutanten bestätigt dagegen die bekannte Ionenkanal-bildene Rolle der TMR II.

Anhang

A. Verwendete Medien und Puffer

Tabelle A.1.: Medien zur Inkubation von *Xenopus-Oozyten*

Lösung in destilliertem H_2O, pH 7,4 mit NaOH eingestellt und autoklaviert. Zur Kollagenasebehandlung und für mehrtägige Inkubation der Oozyten wurde das ORi mit 50 mg/l Gentamicin Sulfat versetzt. Das Medium wurde ohne Zusatz von $CaCl_2$ hergestellt, so dass eine im Vergleich zu den anderen Ionen zu vernachlässigende Menge an Ca^{2+}-Ionen enthalten war.

Oozyten-Ringer-Lösung (ORi)	Ca^{2+}-freie *Oozyten*-Ringer-Lösung (ORi$^-$)
90 mM NaCl	90 mM NaCl
1 mM KCl	1 mM KCl
1 mM $MgCl_2$ x $6H_2O$	1 mM $MgCl_2$ x $6H_2O$
1 mM $CaCl_2$ x $2H_2O$	
10 mM Hepes	10 mM Hepes

Tabelle A.2.: Phosphatpuffer

Pro Gruppe mit 10 *Oozyten*, jeweils 10 % Zuschlag umfassend.

Einwaage für 1 l [g]	0,1 M, pH 8,0	
16,589	93,2 mM	Na_2HPO_4
0,938	6,8 mM	NaH_2PO_4

Tabelle A.3.: Konzentration der Detergenzien zur Aufarbeitung und Elution

Nur zu Beginn der Arbeit wurde für die gesamte Aufreinigung Dodecylmaltosid verwendet.

Bezeichnung	Aufarbeitung	Waschen	Elution
Digitonin	1 %	0,2 %	1 %
n-Dodecyl-D-maltosid (Dodecylmaltosid)	0,2 %	0,1 %	

A. Verwendete Medien und Puffer

Tabelle A.4.: Homogenisierungspuffer

Pro Gruppe mit 10 *Oozyten*, jeweils 10 % Zuschlag umfassend.

Menge	Chemikalien
220 µl	Phosphatpuffer 0,1 M, pH 8.0
2,2 mg	Digitonin lyophilisiert (1 % Endkonz.)
0,22 µl	Pefabloc 0,1 mM
0,22 µl	Antipain 10 µM
0,22 µl	Pepstatin 5 µM
0,22 µl	Leupeptin 50 µM
12 µl	Iodacetamid 1 M

Tabelle A.5.: Inkubationspuffer

Pro Gruppe mit 10 *Oozyten*, jeweils 10 % Zuschlag umfassend.

Menge	Chemikalien
440 µl	Phosphatpuffer 0,1 M, pH 8.0
4,4 mg	Digitonin lyophilisiert (1 % Endkonz.)
0,22 µl	Pefabloc 0,1 mM
0,22 µl	Antipain 10 µM
0,22 µl	Pepstatin 5 µM
0,22 µl	Leupeptin 50 µM

Tabelle A.6.: Waschpuffer

Pro Gruppe mit 10 *Oozyten*, jeweils 10 % Zuschlag umfassend.

Menge	Chemikalien
6,6 ml	Phosphatpuffer 0,1 M, pH 8.0
13,2 mg	Digitonin (0,2 % Endkonz.)
6,6 µl	Pefabloc
169 µl	Imidazol 1 M
7 µl	Iodacetamid 1 M

Tabelle A.7.: Zusammensetzung SDS-PAGE-Gele

Die Prozentangaben der Festsubstanzen beziehen sich auf die Einheit Masse pro Volumen.

Sammelgel	
0,5 M Tris/HCl pH 6,8/0,4 % Li-SDS	4x Sammelgelpuffer
4 %	40 % Acrylamid (29:1)
0,05 %	APS
1,2 µl/ml	Tetramethylendiamin
Trenngel	
1,5 M Tris/HCl pH 8,8/0,4 % Li-SDS	4x Trenngelpuffer
10 %	40 % Acrylamid (29:1)
0,01 %	APS
0,5 µl/ml	Tetramethylendiamin

Tabelle A.8.: Zusammensetzung BN-PAGE-Gele

Die Prozentangaben der Festsubstanzen beziehen sich auf die Einheit Masse pro Volumen.

Sammelgel		
4 % Gesamtacrylamid	Chemikalien	
1,362 ml	3x Gelpuffer nativ	
0,575 ml	Acrylamid 30 %	
2,3 ml	Destilliertes Wasser	
14,375 µl	APS	
2,875 µl	Tetramethylendiamin	
Trenngel		
5 % Gesamtacrylamid	20 % Gesamtacrylamid	Chemikalien
1,09 ml	1,09 ml	3x Gelpuffer nativ
0,716 ml	3,0 ml	Acrylamid 30 %
2,49 ml	-	Destilliertes Wasser
	0,574 ml = 0,72 g	Glycerol
14,375 µl	14,375 µl	APS

A. Verwendete Medien und Puffer

Tabelle A.9.: Zusammensetzung Tricin-PAGE-Gele

Die Prozentangaben der Festsubstanzen beziehen sich auf die Einheit Masse pro Volumen.

Sammelgel	
750 mM M Tris, 0,075 % SDS	Gelpuffer
4 %	Acrylamid 40 %
8,0 µl/ml	APS
0,8 µl/ml	Tetramethylendiamin
Trenngel 10 %	
1 M Tris, 0,1 % SDS	Gelpuffer
10 %	Acrylamid 40 %
5,1 µl/ml	APS
0,51 µl/ml	Tetramethylendiamin

Tabelle A.10.: Zusammensetzung des Gelpuffers

40 % Acrylamid (19:1)
30 % Acrylamid (37,5:1)
Serva Blue G
Serva Blue R
Ammoniumpersulfat (APS)
6-Aminocapronsäure

B. Verzeichnis der Bezugsfirmen

- African Xenopus facilities, Südafrika
- Amersham Buchler, Braunschweig/Amersham Pharmacia Biotech, jetzt GE Healthcare, Freiburg
- ARK Scientific GmbH Biosystems, Darmstadt
- Bachofer, Reutlingen
- Biomol, Hamburg
- Bender & Hobein AG, Zürich
- Biorad, München
- Boehringer, Mannheim
- Drummond, Broomall, USA
- Firma Phase, Lübeck
- Fluka Chemie AG, Buchs, Schweiz
- Heidolph, Kelheim
- Hitachi, Japan
- Invitrogen, Groningen, Niederlande
- Kodak, Stuttgart
- Merck, Darmstadt
- Narishige, Japan
- New England Biolabs, Bad Schwalbach/Frankfurt

B. *Verzeichnis der Bezugsfirmen*

- Quiagen, Hilden
- PE Biosystems, Weiterstadt
- Pharmacia Biotech, Freiburg
- Roth, Karlsruhe
- Sarstedt, Nümbrecht
- Serva, Heidelberg
- Sigma, Taufkirchen/Sigma Chemicals, St. Louis, USA
- Stratagene, Heidelberg
- Zeiss, Oberkochen/Jena

C. Abkürzungsverzeichnis

Verwendete Abkürzungen

5HT$_3$	5-Hydroxytryptamin/Serotonin Typ 3
APS	Ammoniumperoxodisulfat
ADP	Adenosindiphosphat
ATP	Adenosintriphosphat
BN-PAGE	Blaue native Polyacrylamid-Gelelektrophorese
BSA	bovines Serumalbumin
cDNA	komplementäre DNA
ddNTP	Didesoxynukleotidtriphosphat
DNA	Desoxyribonukleinsäure
dNTP	Desoxynukleotidtriphosphat
DTT	1,4-Dithiothreitol
Endo H	Endoglycosidase H
ER	Endoplasmatisches Retikulum
GABA	γ-Aminobuttersäure
IUPHAR	International Union of Pharmacology
LGIC	Liganden-gesteuerter Ionenkanal
nAChR	nikotinischer Acetylcholinrezeptor
NMDA	N-Methyl-D-Aspartat
ORi	Oozyten-Ringer-Lösung
PCR	Polymerase-Kettenreaktion
PNGase F	Peptid-N-Glycosidase F
RNA	Ribonukleinsäure

C. Abkürzungsverzeichnis

Verwendete Abkürzungen

SDS	Natriumdodecylsulfat
SDS-PAGE	SDS-Polyacrylamid-Gelelektrophorese
Temed	N,N,N',N'-Tetramethylethylendiamin
TEVC	*two electrode voltage clamp* = Zwei-Elektroden-Spannungsklemme
TMR I, TMR II	erste bzw. zweite Transmembrandomäne
UDP	Uridindiphosphat
UTP	Uridintriphosphat
WT	Wildtyp
ZNS	Zentralnervensystem

D. Literaturverzeichnis

Literaturverzeichnis

[Aschrafi 2004] Aschrafi A, Sadtler S, Niculescu C, Rettinger J, Schmalzing G. *Trimeric architecture of homomeric P2X2 and heteromeric P2X1+2 receptor subtypes.* J Mol Biol. 2004 Sep 3;342(1):333-43. PMID: 15313628

[Brake et al. 1994] Brake AJ, Wagenbach MJ, Julius D. *New structural motif for ligand-gated ion channels defined by an ionotropic ATP receptor.* Nature. 1994 Oct 6;371(6497):519-23. PMID: 7523952

[Brejc et al. 2001] Brejc K, van Dijk WJ, Klaassen RV, Schuurmans M, van Der Oost J, Smit AB, Sixma TK. *Crystal structure of an ACh-binding protein reveals the ligand-binding domain of nicotinic receptors.* Nature. 2001 May 17;411(6835):269-76. PMID: 11357122

[Buell et al. 1996] Buell G, Michel AD, Lewis C, Collo G, Humphrey PP, Surprenant A. *P2X1 receptor activation in HL60 cells.* Blood. 1996 Apr 1;87(7):2659-64. PMID: 8639881

[Buell et al. 1996a] Buell G, Collo G, Rassendren F. *P2X receptors: an emerging channel family.* Eur J Neurosci. 1996 Oct;8(10):2221-8. PMID: 8921315

[Buell et al. 1996b] Buell G, Lewis C, Collo G, North RA, Surprenant A. *An antagonist-insensitive P2X receptor expressed in epithelia and brain.* EMBO J. 1996 Jan 2;15(1):55-62. PMID: 8598206

[Burnstock 1976] Burnstock G. *Purinergic receptors.* J Theor Biol. 1976 Oct 21;62(2):491-503. PMID: 994531

Literaturverzeichnis

[Burnstock & Kennedy 1985]   Burnstock G, Kennedy C. *Is there a basis for distinguishing two types of P2-purinoceptor?* Gen Pharmacol. 1985;16(5):433-40. Review. PMID: 2996968

[Burnstock & Wood 1996]   Burnstock G, Wood JN. *Purinergic receptors: their role in nociception and primary afferent neurotransmission.* Curr Opin Neurobiol. 1996 Aug;6(4):526-32. Review. PMID: 8794102

[Burnstock 2002]   Burnstock G. *Potential therapeutic targets in the rapidly expanding field of purinergic signalling.* Clin Med. 2002 Jan-Feb;2(1):45-53. Review. PMID: 11871639

[Burnstock 2004]   Burnstock G. *Introduction: P2 receptors.* Curr Top Med Chem. 2004;4(8):793-803. Review. PMID: 15078211

[Burnstock 2004a]   Burnstock G, Knight GE. *Cellular distribution and functions of P2 receptor subtypes in different systems.* Int Rev Cytol. 2004;240:31-304. Review. PMID: 15548415

[Burnstock 2006a]   Burnstock G. *Pathophysiology and therapeutic potential of purinergic signaling.* Pharmacol Rev. 2006 Mar;58(1):58-86. Review. PMID: 16507883

[Burnstock 2006b]   Burnstock G. *Purinergic signalling.* Br J Pharmacol. 2006 Jan;147 Suppl 1:S172-81. PMID: 16402102

[Burnstock 2007]   Burnstock G. *Historical review: ATP as a neurotransmitter.* Trends Pharmacol Sci. 2006 Mar;27(3):166-76. Epub 2006 Feb 17. Review. PMID: 16487603

[Burnstock 2008]   Burnstock G. *Purinergic signalling and disorders of the central nervous system.* Nat Rev Drug Discov. 2008 Jul;7(7):575-90. PMID: 18591979

[Buell et al. 1996d]   Buell G, Lewis C, Collo G, North RA, Surprenant A. *An antagonist-insensitive P2X receptor expressed in epithelia and brain.* EMBO J. 1996 Jan 2;15(1):55-62.PMID: 8598206

Literaturverzeichnis

[Chen et al. 1995] Chen CC, Akopian AN, Sivilotti L, Colquhoun D, Burnstock G, Wood JN. *A P2X purinoceptor expressed by a subset of sensory neurons.* Nature. 1995 Oct 5;377(6548):428-31. PMID: 7566119

[Clarke et al. 2000] Clarke CE, Benham CD, Bridges A, George AR, Meadows HJ. *Mutation of histidine 286 of the human P2X4 purinoceptor removes extracellular pH sensitivity.* J Physiol. 2000 Mar 15;523 Pt 3:697-703. PMID: 10718748

[Clifford et al. 1998] Clifford EE, Parker K, Humphreys BD, Kertesy SB, Dubyak GR. *The P2X1 receptor, an adenosine triphosphate-gated cation channel, is expressed in human platelets but not in human blood leukocytes.* Blood. 1998 May 1;91(9):3172-81. PMID: 9558372

[Cockayne et al. 2000] Cockayne DA, Hamilton SG, Zhu QM, Dunn PM, Zhong Y, Novakovic S, Malmberg AB, Cain G, Berson A, Kassotakis L, Hedley L, Lachnit WG, Burnstock G, McMahon SB, Ford AP. *Urinary bladder hyporeflexia and reduced pain-related behaviour in P2X3-deficient mice.* Nature. 2000 Oct 26;407(6807):1011-5. PMID: 11069181

[Collo et al. 1996] Collo G, North RA, Kawashima E, Merlo-Pich E, Neidhart S, Surprenant A, Buell G. *Cloning OF P2X5 and P2X6 receptors and the distribution and properties of an extended family of ATP-gated ion channels.* J Neurosci. 1996 Apr 15;16(8):2495-507. PMID: 8786426

[Collo et al. 1997] Collo G, Neidhart S, Kawashima E, Kosco-Vilbois M, North RA, Buell G. *Tissue distribution of the P2X7 receptor.* Neuropharmacology. 1997 Sep;36(9):1277-83. PMID: 9364482

Literaturverzeichnis

[Colman 1984] Colman A, Cutler D, Krieg P, Valle G. *The oocyte as a secretory cell.* Ciba Found Symp. 1983;98:249-67. PMID: 6557008

[Dani & Mayer 1995] Dani JA, Mayer ML. *Structure and function of glutamate and nicotinic acetylcholine receptors.* Curr Opin Neurobiol. 1995 Jun;5(3):310-7. Review. PMID: 7580153

[Donizelli et al. 2006] *LGICdb: a manually curated sequence database after the genomes.* Donizelli M, Djite MA, Le Novère N. Nucleic Acids Res. 2006 Jan 1;34(Database issue):D267-9. PMID: 16381861

[Duckwitz et al. 2006] Duckwitz W, Hausmann R, Aschrafi A, Schmalzing G. *P2X5 subunit assembly requires scaffolding by the second transmembrane domain and a conserved aspartate.* J Biol Chem. 2006 Dec 22;281(51):39561-72. Epub 2006 Sep 25. PMID: 17001079

[Dumont 1972] Dumont JN, Wallace RA. *The effects of vinblastine on isolated Xenopus oocytes.* J Cell Biol. 1972 May;53(2):605-10. PMID: 5063472

[Eddy 1995] Eddy SR, Mitchison G, Durbin R. *Maximum discrimination hidden Markov models of sequence consensus.* J Comput Biol. 1995 Spring;2(1):9-23. PMID: 7497123

[Eddy 1995a] Eddy SR. *Multiple alignment using hidden Markov models.* Proc Int Conf Intell Syst Mol Biol. 1995;3:114-20. PMID: 7584426

[Ennion et al. 2000] Ennion S, Hagan S, Evans RJ. *The role of positively charged amino acids in ATP recognition by human P2X1 receptors.* J Biol Chem. 2000 Nov 10;275(45):35656. PMID: 11063753

[Egan et al. 1998] Egan TM, Haines WR, Voigt MM. *A domain contributing to the ion channel of ATP-gated P2X2 receptors identified by the substituted cysteine accessibility*

Literaturverzeichnis

method. J Neurosci. 1998 Apr 1;18(7):2350-9. PMID: 9502796

[Evans et al. 1992] Evans RJ, Derkach V, Surprenant A. *ATP mediates fast synaptic transmission in mammalian neurons.* Nature. 1992 Jun 11;357(6378):503-5. PMID: 1351659

[Evans et al. 1992a] Evans RJ, Surprenant A. *Vasoconstriction of guinea-pig submucosal arterioles following sympathetic nerve stimulation is mediated by the release of ATP.* Br J Pharmacol. 1992 Jun;106(2):242-9. PMID: 1356556

[Evans et al. 1994] Evans RJ, Kennedy C. *Characterization of P2-purinoceptors in the smooth muscle of the rat tail artery: a comparison between contractile and electrophysiological responses.* Br J Pharmacol. 1994 Nov;113(3):853-60. PMID: 7858877

[Fredholm et al. 1994] Fredholm BB, Abbracchio MP, Burnstock G, Daly JW, Harden TK, Jacobson KA, Leff P, Williams M. *Nomenclature and classification of purinoceptors.* Pharmacol Rev. 1994 Jun;46(2):143-56. Review. PMID: 7938164

[Fredholm et al. 2001] Fredholm BB, IJzerman AP, Jacobson KA, Klotz KN, Linden J. *International Union of Pharmacology. XXV. Nomenclature and classification of adenosine receptors.* Pharmacol Rev. 2001 Dec;53(4):527-52. Review. PMID: 11734617

[Garcia-Gutzman et al. 1997] Garcia-Guzman M, Stuhmer W, Soto F. *Molecular characterization and pharmacological properties of the human P2X3 purinoceptor.* Brain Res Mol Brain Res. 1997 Jul;47(1-2):59-66. PMID: 9221902

[Gendreau et al. 2003] Gendreau S, Schirmer J, Schmalzing G. *Identification of a tubulin binding motif on the P2X2 receptor.* J Chromatogr B Analyt Technol Biomed Life Sci. 2003 Mar 25;786(1-2):311-8. PMID: 12651028

Literaturverzeichnis

[Gibson 1982] Gibson F. *The Leeuwenhoek Lecture, 1981. The biochemical and genetic approach to the study of bioenergetics with the use of Escherichia coli: progress and prospects.* Proc R Soc Lond B Biol Sci. 1982 Apr 22;215(1198):1-18. PMID: 6127694

[Gillespie 1934] Gillespie JH. *The biological significance of the linkages in adenosine triphosphoric acid.* J Physiol. 1934 Feb 28;80(4):345-359. PMID: 16994507

[Gloor et al. 1995] Gloor S, Pongs O, Schmalzing G. *A vector for the synthesis of cRNAs encoding Myc epitope-tagged proteins in Xenopus laevis oocytes.* Gene. 1995 Jul 28;160(2):213-7. PMID: 7543868

[Haines 2001] Haines WR, Migita K, Cox JA, Egan TM, Voigt MM. *The first transmembrane domain of the P2X receptor subunit participates in the agonist-induced gating of the channel.* J Biol Chem. 2001 Aug 31;276(35):32793-8. Epub 2001 Jul 3. PMID: 11438537

[Haines 2001a] Haines WR, Voigt MM, Migita K, Torres GE, Egan TM. *On the contribution of the first transmembrane domain to whole-cell current through an ATP-gated ionotropic P2X receptor.* J Neurosci. 2001 Aug 15;21(16):5885-92. PMID: 11487611

[Hammond & Helenius 1995] Hammond C, Helenius A.*Quality control in the secretory pathway.* Curr Opin Cell Biol. 1995 Aug;7(4):523-9. Review. PMID: 7495572

[Hinkle & McCarty 1978] Hinkle PC, McCarty RE. *How cells make ATP.* Sci Am. 1978 Mar;238(3):104-17, 121-3. PMID: 635521

[Humphrey/IUPHAR 1998] Humphrey PP, Barnard EA. *International Union of Pharmacology. XIX. The IUPHAR receptor code: a proposal for an alphanumeric classification system.* Pharmacol Rev. 1998 Jun;50(2):271-7. Review. PMID: 9647868

Literaturverzeichnis

[Inoue et al. 1990] Inoue R, Brading AF. *The properties of the ATP-induced depolarization and current in single cells isolated from the guinea-pig urinary bladder.* Br J Pharmacol. 1990 Jul;100(3):619-25. PMID: 1697199

[Jacobson et al. 2002] Jacobson KA, Jarvis MF, Williams M. *Purine and pyrimidine (P2) receptors as drug targets.* J Med Chem. 2002 Sep 12;45(19):4057-93. Review. PMID: 12213051

[Jacobson 2006] Jacobson KA, Gao ZG. *Adenosine receptors as therapeutic targets.* Nat Rev Drug Discov. 2006 Mar;5(3):247-64. Review. PMID: 16518376

[Jacobson 2006] Jacobson KA, Costanzi S, Joshi BV, Besada P, Shin DH, Ko H, Ivanov AA, Mamedova L. *Agonists and antagonists for P2 receptors.* Novartis Found Symp. 2006;276:58-68; discussion 68-72, 107-12, 275-81. Review. PMID: 16805423

[Jiang et al. 2000] Jiang et al., 2000Jiang LH, Rassendren F, Surprenant A, North RA. *Identification of amino acid residues contributing to the ATP-binding site of a purinergic P2X receptor.* J Biol Chem. 2000 Nov 3;275(44):34190-6. PMID: 10940304

[Jiang et al. 2003] Jiang LH, Kim M, Spelta V, Bo X, Surprenant A, North RA. *Subunit arrangement in P2X receptors.* J Neurosci. 2003 Oct 1;23(26):8903-10. PMID: 14523092

[Kawate et al. 2009] Kawate T, Michel JC, Birdsong WT, Gouaux E. *Crystal structure of the ATP-gated P2X(4) ion channel in the closed state.* Nature. 2009 Jul 30;460(7255):592-8. PMID: 19641588

[Kennedy et al. 2003] Kennedy C, Assis TS, Currie AJ, Rowan EG. *Crossing the pain barrier: P2 receptors as targets for novel analgesics.* J Physiol. 2003 Dec 15;553(Pt 3):683-94. Epub 2003 Sep 26. Review. PMID: 14514872

Literaturverzeichnis

[Kracun et al. 2010] Kracun S, Chaptal V, Abramson J, Khakh BS. *Gated access to the pore of a P2X receptor: Structural implications for closed-open transitions.* J Biol Chem. 2010 Jan 21. PMID: 20093367

[Lämmli 1970] Lämmli UK. *Cleavage of structural proteins during the assembly of the head of bacteriophage T4.* Nature. 1970 Aug 15;227(5259):680-5. PMID: 5432063

[Le Novere et al. 2001] Le Novere N, Changeux JP. *The Ligand Gated Ion Channel database: an example of a sequence database in neuroscience.* Philos Trans R Soc Lond B Biol Sci. 2001 Aug 29;356(1412):1121-30. Review. PMID: 11545694

[Le Novere et al. 2001a] Le Novere N, Changeux JP. *LGICdb: the ligand-gated ion channel database.* Nucleic Acids Res. 2001 Jan 1;29(1):294-5. PMID: 11125117

[Li et al. 2008] Li M, Chang TH, Silberberg SD, Swartz KJ. *Gating the pore of P2X receptor channels.* Nat Neurosci. 2008 Jun 29. PMID: 18587390

[Lewis et al. 1995] Lewis C, Neidhart S, Holy C, North RA, Buell G, Surprenant A. *Coexpression of P2X2 and P2X3 receptor subunits can account for ATP-gated currents in sensory neurons.* Nature. 1995 Oct 5;377(6548):432-5. PMID: 7566120

[Longhurst et al. 1996] Longhurst PA, Schwegel T, Folander K, Swanson R. *The human P2x1 receptor: molecular cloning, tissue distribution, and localization to chromosome 17.* Biochim Biophys Acta. 1996 Sep 11;1308(3):185-8. PMID: 8809107

[MacKenzie 2001] MacKenzie A, Wilson HL, Kiss-Toth E, Dower SK, North RA, Surprenant A. *Rapid secretion of interleukin-1beta by microvesicle shedding.* Immunity. 2001 Nov;15(5):825-35. PMID: 11728343

Literaturverzeichnis

[Mulryan et al. 2000] Mulryan K, Gitterman DP, Lewis CJ, Vial C, Leckie BJ, Cobb AL, Brown JE, Conley EC, Buell G, Pritchard CA, Evans RJ. *Reduced vas deferens contraction and male infertility in mice lacking P2X1 receptors.* Nature. 2000 Jan 6;403(6765):86-9. PMID: 10638758

[Nakazawa 2004] Nakazawa K, Ojima H, Ishii-Nozawa R, Takeuchi K, Ohno Y. *Amino acid substitutions from an indispensable disulfide bond affect P2X2 receptor activation.* Eur J Pharmacol. 2004 Jan 1;483(1):29-35. PMID: 14709323

[Newbolt et al. 1998] Newbolt A, Stoop R, Virginio C, Surprenant A, North RA, Buell G, Rassendren F. *Membrane topology of an ATP-gated ion channel (P2X receptor).* J Biol Chem. 1998 Jun 12;273(24):15177-82. PMID: 9614131

[Nicke et al. 1998] Nicke A, Baumert HG, Rettinger J, Eichele A, Lambrecht G, Mutschler E, Schmalzing G. *P2X1 and P2X3 receptors form stable trimers: a novel structural motif of ligand-gated ion channels.* EMBO J. 1998 Jun 1;17(11):3016-28. PMID: 9606184

[Nicke 2003] Nicke A, Rettinger J, Schmalzing G. *Monomeric and dimeric byproducts are the principal functional elements of higher order P2X1 concatamers.* Mol Pharmacol. 2003 Jan;63(1):243-52. PMID: 12488557

[Nicke et al. 2003] Nicke A, Rettinger J, Schmalzing G. *Monomeric and dimeric byproducts are the principal functional elements of higher order P2X1 concatamers.* Mol Pharmacol. 2003 Jan;63(1):243-52. PMID: 12488557

[North 1996] North RA. *P2X receptors: a third major class of ligand-gated ion channels.* Ciba Found Symp. 1996;198:91-105; discussion 105-9. Review. PMID: 8879820

[North et al. 1996a] North RA. *Families of ion channels with two hydrophobic segments.* Curr Opin Cell Biol. 1996 Aug;8(4):474-83. Review. PMID: 8791456

71

Literaturverzeichnis

[North & Surprenant 2000] North RA, Surprenant A. *Pharmacology of cloned P2X receptors.* Annu Rev Pharmacol Toxicol. 2000;40:563-80. Review. PMID: 10836147

[North 2002] North RA. *Molecular physiology of P2X receptors.* Physiol Rev. 2002 Oct;82(4):1013-67. Review. PMID: 12270951

[North 2003] North RA. *The P2X3 subunit: a molecular target in pain therapeutics.* Curr Opin Investig Drugs. 2003 Jul;4(7):833-40. Review. PMID: 14619405

[North 2004] North RA. *P2X3 receptors and peripheral pain mechanisms.* J Physiol. 2004 Jan 15;554(Pt 2):301-8. Epub 2003 Jun 27. Review. PMID: 12832496

[Ralevic & Burnstock 1998] Ralevic V, Burnstock G. *Receptors for purines and pyrimidines.* Pharmacol Rev. 1998 Sep;50(3):413-92. Review. PMID: 9755289

[Rassendren, nicht publiziert] Rassendren et al. Unveröffentlicht

[Rassendren et al. 1997] Rassendren F, Buell G, Newbolt A, North RA, Surprenant A. *Identification of amino acid residues contributing to the pore of a P2X receptor.* EMBO J. 1997 Jun 16;16(12):3446-54. PMID: 9218787

[Rettinger et al. 2000] Rettinger J, Aschrafi A, Schmalzing G. *Roles of individual N-glycans for ATP potency and expression of the rat P2X1 receptor.* J Biol Chem. 2000 Oct 27;275(43):33542-7. PMID: 10942758

[Rettinger & Schmalzing 2003] Rettinger und Schmalzing. *Activation and Desensitization of the Recombinant P2X1 Receptor at Nanomolar ATP Concentrations.* J Gen. Physiol. 2003 May;121(5):451-61. PMID: 12719485

[Rettinger & Schmalzing 2004] Rettinger und Schmalzing. *Desensitization masks nanomolar potency of ATP for the P2X1 receptor.* J Biol

Literaturverzeichnis

Chem. 2004 Feb 20;279(8):6426-33. Epub 2003 Nov 18. PMID: 14625300

[Roberts 2003] Roberts JA, Evans RJ. *ATP binding at human P2X1 receptors. Contribution of aromatic and basic amino acids revealed using mutagenesis and partial agonists.* J Biol Chem. 2004 Mar 5;279(10):9043-55. Epub 2003 Dec 29. PMID: 14699168

[Sambrook et al. 1989] Sambrook J, Gething MJ. *Protein structure. Chaperones, paperones.* Nature. 1989 Nov 16;342(6247):224-5. PMID: 2572969

[Samways et al. 2008] Samways DS, Migita K, Li Z, Egan TM. *On the role of the first transmembrane domain in cation permeability and flux of the ATP-gated P2X2 receptor.* J Biol Chem. 2008 Feb 22;283(8):5110-7. Epub 2007 Nov 29. PMID: 18048351

[Schaegger & Jagow 1991] Schägger H, von Jagow G. *Blue native electrophoresis for isolation of membrane protein complexes in enzymatically active form.* Anal Biochem. 1991 Dec;199(2):223-31. PMID: 1812789

[Schägger 2001] Schägger H. *Blue-native gels to isolate protein complexes from mitochondria.* Methods Cell Biol. 2001;65:231-44. PMID: 11381596

[Smart et al. 1993] Smart OS, Goodfellow JM, Wallace BA. *The pore dimensions of gramicidin A.* Biophys J. 1993 Dec;65(6):2455-60. PMID: 7508762

[Stoop et al. 1999] Stoop R, Thomas S, Rassendren F, Kawashima E, Buell G, Surprenant A, North RA. *Contribution of individual subunits to the multimeric P2X(2) receptor: estimates based on methanethiosulfonate block at T336C.* Mol Pharmacol. 1999 Nov;56(5):973-81. PMID: 10531403

Literaturverzeichnis

[Surprenant et al. 1996] Surprenant A. *Functional properties of native and cloned P2X receptors.* Ciba Found Symp. 1996;198:208-19; discussion 219-22. Review. PMID: 8879827

[Torres et al. 1998] Torres GE, Haines WR, Egan TM, Voigt MM. *Co-expression of P2X1 and P2X5 receptor subunits reveals a novel ATP-gated ion channel.* Mol Pharmacol. 1998 Dec;54(6):989-93. PMID: 9855626

[Torres et al. 1998] Torres GE, Egan TM, Voigt MM. *N-Linked glycosylation is essential for the functional expression of the recombinant P2X2 receptor.* Biochemistry. 1998 Oct 20;37(42):14845-51. PMID: 9778359

[Torres et al. 1998b] Torres GE, Egan TM, Voigt MM. *Topological analysis of the ATP-gated ionotropic [correction of ionotrophic] P2X2 receptor subunit.* FEBS Lett. 1998 Mar 20;425(1):19-23. Erratum in: FEBS Lett 1998 May 1;427(1):152. PMID: 9540999

[Torres et al. 1999] Torres GE, Egan TM, Voigt MM. *Identification of a domain involved in ATP-gated ionotropic receptor subunit assembly.* J Biol Chem. 1999 Aug 6;274(32):22359-65. PMID: 10428806

[Unwin 2003] Unwin N. *Structure and action of the nicotinic acetylcholine receptor explored by electron microscopy.* FEBS Lett. 2003 Nov 27;555(1):91-5. Review. PMID: 14630325

[Valera et al. 1994] Valera S, Hussy N, Evans RJ, Adami N, North RA, Surprenant A, Buell G. *A new class of ligand-gated ion channel defined by P2x receptor for extracellular ATP.* Nature. 1994 Oct 6;371(6497):516-9. PMID: 7523951

[Vulchanova et al. 1996] Vulchanova L, Arvidsson U, Riedl M, Wang J, Buell G, Surprenant A, North RA, Elde R. *Differential distribution of two ATP-gated channels (P2X receptors) deter-*

Literaturverzeichnis

mined by immunocytochemistry. Proc Natl Acad Sci U S A. 1996 Jul 23;93(15):8063-7. PMID: 8755603

[Williams & Jarvis 2000] Williams M, Jarvis MF. *Purinergic and pyrimidinergic receptors as potential drug targets.* Biochem Pharmacol. 2000 May 15;59(10):1173-85. Review. PMID: 10736418

[Wittig et al. 2006] Wittig I, Braun HP, Schägger H. *Blue native PAGE.* Nat Protoc. 2006;1(1):418-28. PMID: 17406264

[Yan 2005] Yan Z, Liang Z, Tomic M, Obsil T, Stojilkovic SS. *Molecular determinants of the agonist binding domain of a P2X receptor channel.* Mol Pharmacol. 2005 Apr;67(4):1078-88. Epub 2005 Jan 4. PMID: 15632318

[Yan 2006] Yan Z, Liang Z, Obsil T, Stojilkovic SS. *Participation of the lys313-ile333 sequence of the P2X4 receptor in agonist binding and transduction of signals to the channel gate.* J Biol Chem. 2006 Oct 27;281(43):32649-59. Epub 2006 Sep 5. PMID: 16954225

E. Danksagung

Die vorliegende Arbeit wäre ohne die freundliche Unterstützung vieler Menschen in meinem Umfeld nicht zustande gekommen. Mein erster Dank gilt natürlich meinem Doktorvater, Professor Dr. Günther Schmalzing. Er hat mir nicht nur die Arbeit an diesem interessanten Thema und damit einen Einblick in die experimentelle Forschungsarbeit ermöglicht, sondern mich in allen Phasen meiner Dissertation umfassend betreut.

Schließlich geht ein ganz herzliches Dankeschön an meine Eltern und meinen Bruder, die mir tatkräftige Unterstützung und unbeirrbare Motivation angedeihen ließen. Zu guter Letzt möchte ich meinem Mann für all die mentale und praktische Unterstützung danken, ohne dessen unermüdliches Rückenfreihalten sowie Hilfe bei der einen oder anderen eleganten technischen Lösung mir die Vollendung dieser Arbeit so nicht möglich gewesen wäre.

F. Erklärung zur Datenaufbewahrung

Hiermit erkläre ich, dass die dieser Dissertation zu Grunde liegenden Originaldaten im Institut für Pharmakologie und Toxikologie des Universitätsklinikums Aachen hinterlegt sind.

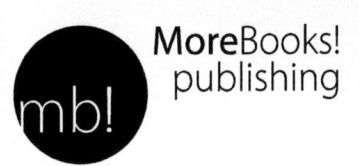

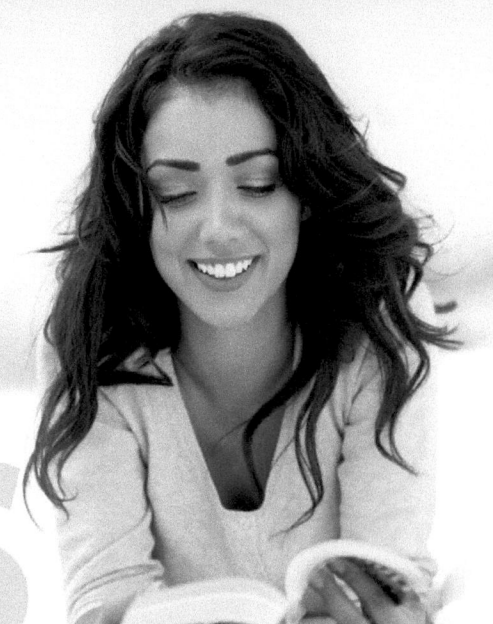

i want morebooks!

Buy your books fast and straightforward online - at one of world's fastest growing online book stores! Environmentally sound due to Print-on-Demand technologies.

Buy your books online at
www.get-morebooks.com

Kaufen Sie Ihre Bücher schnell und unkompliziert online – auf einer der am schnellsten wachsenden Buchhandelsplattformen weltweit! Dank Print-On-Demand umwelt- und ressourcenschonend produziert.

Bücher schneller online kaufen
www.morebooks.de

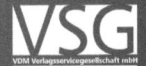

VDM Verlagsservicegesellschaft mbH
Heinrich-Böcking-Str. 6-8
D - 66121 Saarbrücken

Telefon: +49 681 3720 174
Telefax: +49 681 3720 1749

info@vdm-vsg.de
www.vdm-vsg.de

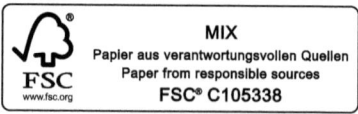

Printed by Books on Demand GmbH, Norderstedt / Germany